ヴォイス・ケア・ブック

Care of the Professional Voice

声を使うすべての人のために

[著]
ガーフィールド・デイヴィス
アンソニー・ヤーン

[監訳]
竹田数章

[訳]
小林武夫
西浦美佐子
西浦佐知子
河原香織
池間陽子

音楽之友社

【凡例】
- ［　］は訳者による注釈です。
- ＊は訳者による注釈です。章の最後にまとめて記しました。
- 〈　〉の参考文献は巻末「推薦図書」もしくは13章「参考文献」に掲載されています。

Care of the Professional Voice
Second Edition

©Anthony F Jahn and D Garfield Davies, 2004
This translation is published by arrangement
with Bloomsbury Publishing Plc
through Tuttle-Mori Agency, Inc., Tokyo

推薦文

〈日本版出版にあたり〉

　私にとって歌は人生そのもの。歌い続けられることは喜びです。

　しかし、いつも万全の状態で歌えるとは限りません。ノドの調子が悪くても本番の日はやってきます。

　健やかで美しい声を保つためには、医学的な知識に基づいたアプローチも大切にしています。

　この本は、基本的な解剖から発声のしくみ、心理的影響まで様々な側面から丁寧な説明がなされています。音楽家、俳優、アナウンサーなど分野を問わず、声を職業とするあらゆる方々、またそれらを学ぶ学生や愛好家の方々が学びを深め、パフォーマンスを向上するのにきっと役立つことでしょう。

——ウーヴェ・ハイルマン

［日本在住の世界的テノール歌手。現在、鹿児島国際大学教授］

〈原書（改訂版）出版にあたり〉

　著者は長年にわたり、声を使う職業の人たちに対するケアにたずさわり、このスリムなページ数の中で、その経験や技術をまとめ上げています。

　ステージや巡業、そして長い演奏活動の中でパフォーマーが直面する事柄について実践的なアドバイスを与えています。私自身そんな問題点などは皆わかっていると思い込んでいました。でも今、自分が知っていたことなんて、氷山の一角でしかないことがこの本でわかりました。ですから、私はこの改訂版をお勧めできることに大きな喜びを感じています。声を使う学生から優秀なプロの演奏家に至るまで、この本は素晴らしく役立つものとなるでしょう。

——ブリン・ターフェル　2004年6月

［バス・バリトン歌手］

……以下、原書（改訂版）裏表紙から……

この改訂版を推奨できることは私にとって大きな喜びです。

——ブリン・ターフェル

たくさんの素晴らしい専門的なアドバイス。知っておいてとても価値のあることにあふれています。

——キリ・テ・カナワ

［ソプラノ歌手］

この注目すべき本は、演奏者が声に対して持つ、特別な怖れやストレスについて本当に精通していることが示されています。そして声に不安を抱く演奏者に対して、症状に関する理解と効果的なケアについて、非常に貴重なアドバイスを与えています。

——パッツィー・ローデンベルグ

（ロイヤル・ナショナル・シアター、発声部門長）

素晴らしく、簡潔で、安全で、医学的に信頼ができ、読みやすい本です。

——リチャード・スタズニー

（テキサス・ボイスセンター、医師）

〈原書（初版）出版にあたり〉

ついに！　声を生業とするすべての人に対して、簡潔でイラストもあり、わかりやすい医学書ができました。声の解剖と声の障害に関する議論に加え

て、この本には歌手や俳優たちの巡業中の注意事項、環境の影響や薬の事に関する有益な情報が含まれています。これらのことがらは、的確な演奏を必要とする歌手の生活の一部とも言えます。

　著者らは医学的な資格を持ち、劇場において長年にわたって経験しています。この本の中にそれらの経験を盛り込んでいます。私は個人的に二人の著者と機会のあるたびに何回も協議をしており、彼らのアドバイスはいつも素晴らしいものでありました。この本はすべての歌手や俳優の本棚に定番として置かれておくべき本となるでしょう。

——ジェイムズ・モリス

メトロポリタン歌劇場　ニューヨーク

［バス歌手］

　声の仕事をするすべての人が、簡潔で読者の要求にピッタリで、わかりやすいこの本を歓迎すると思います。私たちは声をいたわることの重要性を知っています。そしてイラスト付きのこの本は、実践的で医学的な情報を自分たちに提供してくれます。一般の人にも学究的な人にも有用な知見を提供しています。

　私はこの本が、すべてのボーカル・パフォーマーにとって価値のあるハンドブックとなることを期待しています。また私はこの本を皆さんにお勧めすることを喜びとするものであります。

——サー・アンソニー・ホプキンス

［俳優。『羊たちの沈黙』でアカデミー主演男優賞受賞］

はじめに

著者の一人、コロンビア大学耳鼻咽喉科教授のアンソニー・ヤーン先生との出会いは、先生がメトロポリタン歌劇場公演の帯同ドクターとして来日された 2011 年でした。ヤーン先生の知人である帝京大学耳鼻咽喉科の小林武夫教授が招待し、日本声楽発声学会主催で開かれた講演会をお聴きしたのです。

ヤーン先生の講演は「声を職業とする人たちへのケア」というものでした。声帯の疾患のみならず、心理的な問題、治療するには相手を心身ともに全体的にとらえ、東洋医学も用いることを述べておられました。また、医療面だけではなく、オペラやミュージカル作品などの知識を持つことが、プロの歌手や俳優のことを理解し、治療するには必要であるという、非常に意義深いものでした。ぜひ先生の本を翻訳したいと思った私は、その旨を伝えました。その時、先生に勧めていただいたのがこの本です（原題は『Care of the Professional Voice』）。かねてから芸能と医学の接点領域に興味を持っていた自分には興味深いタイトルで、日本ではまだ立ち遅れている芸能医学の発展への一助になるのではないかと思いました。

その後ニューヨークのヤーン先生のクリニックなどを訪ね、声にかかわる人の治療の様子などを見学させていただきました。その際にメトロポリタン歌劇場のオペラ公演で特別席に招待してくださり、公演を堪能したことも素晴らしい思い出です。

アメリカやイギリスでのショービジネスの本場において、まさに第一線で活躍されている音声専門医の先生方が書かれたこの本。ショービジネスのみならず、日本で声を専門とする職業の方々にも必ずや役立つものと考えています。

なお、この日本語版では、読みやすさを考慮し原書と章や項の構成を変更した他、3章の「職業歌手の医学的管理・概説」はこの日本語版出版にあたり、ヤーン先生が書いてくださったものであり、加筆いたしました。ちなみに、奇数の Part はパフォーマンス寄り、偶数 Part は医学寄りというまとめ方をしています。どの章もほぼ完結して書かれていますので、ご自分の興味がある章から読んでいただいても構いません。また、読者がさらに理解しやすいように、原著にはない喉頭の診察動画を参考につけました（巻末口絵）。スマートフォンやパソコンを利用してご覧になってください。

　今回の出版にあたりご助言、ご協力くださった方々、全面的にお世話になりました音楽之友社、特に担当者である塚谷夏生氏、酒井まり氏に深く感謝いたします。

監訳者　竹田数章

目　次

推薦文　3
はじめに　6
目次　8
序文　11

Part I　歌手・俳優にとっての声　　　13

1　良い声の歌手や俳優の資質とは ……………………………………… 14
歌手の身体的特質　14／知性、適応能力、心理的適性　15／演技力、発音、レパートリー選び　17

2　舞台に立つ前の注意 …………………………………………………… 19
最良の状態で舞台を迎える　19／歌うべきか、歌わざるべきか　21／公演前の病気　24

Part II　歌手が抱える声の問題と発声のメカニズム・生理　　25

3　職業歌手の医学的管理 ………………………………………………… 26
概説　26／歌手の職業に関係する障害　30〔筋緊張性音声障害　30／声帯結節　31／声帯出血とポリープ　32／慢性的な声の劣化　33／体調と声　全身状態と声　34／呼吸器の病気　34／喉頭咽頭逆流症　36／内分泌ホルモンの問題　36／薬剤の声に及ぼす影響　38／ライフスタイル　39〕

4　発声メカニズムの解剖と生理 ………………………………………… 41
胸郭と腹部　41／すべての筋肉の状態　44／発声と歌唱　44／喉頭　44／喉頭声門上部と咽頭　53／鼻、口、舌、口蓋　54／声の音響的要素　55

5　喉頭と声の発達 ………………………………………………………… 58
出生時から始まっている変化　58／思春期の変化　60／声のトレーニングと若年者の喉頭　61

8

6 年齢と声 ································· 65

喉頭の加齢による変化 65／女性ホルモン減少による変化 66／筋肉の張力不足による変化 67／音響的変化、声帯の弓状変化 68／声の変化の諸原因 69／歌手にとっての「秋」 70

Part III 声のプロが抱える病気以外の問題 73

7 ポピュラー音楽の発声について ··················· 74

ポップス歌手とオペラ歌手の違い 74／発声の違い 75／ベルティング歌唱 77／ダメージを最小限にするために 79／ポップス歌手の声の管理 81／ポップス音楽におけるマイクの使用 82／大音量による弊害 85／劇場の構造による影響 87／特殊効果 89

8 旅行巡演と声のプロ ························· 92

飛行機内の騒音 92／飛行機内の空気 93／旅行時に注意すべきその他のこと 96

9 不安、芸術家気質、心理状態と声 ················· 98

ストレスの原因 98／ストレスへの対応 100／ストレスの管理 102／不安の自己評価と管理 105／心理療法 107／薬物療法、薬と不安 108

Part IV ノドに問題が生じた場合──診察・投薬・手術 113

10 「音声専門医」を受診する ····················· 114

「音声専門医」に求められること 114／初診 116〔病歴 116〕／検査 118〔喉頭検査法 118／喉頭ストロボスコピー 121〕／医療関係者との話し合い 123／治療 123／医師の再診 123

11 薬と声 ······························· 124

薬の副作用 124／水分、乾燥との関係 126／ステロイドの使用について 128／トローチ、スプレー、うがい薬など 129／旅行時に役立つ薬 131

12 手術と歌手 ···························· 136

治療の選択 136／手術の一般的な効果 137／麻酔の選択 139／損傷を最小限にとどめる麻酔 140／回復初期 141／声道の手術 142／声帯の手術 145

Part V　良い歌を歌うには　149

13　歌手の自己分析への手引き …………………………………………… 150

「良い歌い方」は安全な歌い方なのか？　150／声の寿命を延ばす鍵
152／声帯の腫れに関連した症状　154〔努力性の発声と耐久力の欠如
154／基音（F0）の上昇（高音を出すこと）が困難になる　154／気息音、
息もれや息の出し過ぎ　155／日ごとに歌唱力が変化する　156／高音の
「金切り声」　156／嗄声、荒い声、濁った声、ガラガラ声の特性　157／不安
定なヴィブラート　157／代償行為の進展　157〕声帯の腫れを発見する
ための課題　158／課題のやり方　158〔高い音域に集中する　159／正確
に調音・フレージングする　160／正確な声の大きさを守る　160〕課題
の結果を理解する　160／自分の記録を作る　162／日記をつける　163

Part VI　声にかかわる病気のまとめ　167

14　喉頭疾患とその治療と予防法 ……………………………………… 168

発声中の喉頭　168／喉頭の位置の異常　170／急性と慢性の喉頭炎
171〔急性喉頭炎　171／声の休息　172／慢性喉頭炎　174／声帯結節
176／声帯嚢胞　181／声帯出血　182／喉頭ポリープ　185／声帯溝症
187／喉頭麻痺　188〕

15　声に影響を与える身体の病気 ………………………………………… 191

逆流性喉頭炎　191／アレルギー　195／喘息と呼吸機能不全　198／肥
満とダイエット　200／いびきと睡眠時無呼吸　201／口臭　202／しゃ
っくり　205／顎関節症　206／ホルモンの変化と声　207

訳者後記　212

◎推薦図書　214
◎用語解説　216
◎巻末口絵：声にかかわる病気の写真と動画

序　文

　歌手と俳優は、パフォーマーの中でもユニークなグループを形成していま
す。生計の手段として声に頼っているために、常に彼らはストレスを抱え、
周囲との競争にさらされています。21世紀の初頭、ボーカル・パフォーマ
ーたちの生活はさらに忙しくなり、骨の折れるものとなっています。歌うと
いう労力のいる問題に加えて歌手や俳優は時差ボケ、エレクトリックな音の
増強、アレルギーの増加、舞台の有害物質などとも付き合わなければなりま
せん。

　他の声を使う職業の人、弁護士、教師、政治家、演説家なども消耗するラ
イフスタイルであり、声を使う芸術家が直面する問題を同じように経験しま
す。

　声に興味を持つ耳鼻咽喉科医向けの本はたくさんあります。しかしそれら
の本は、声を使用する舞台芸術のビジネスにおいて、芸術家と医師がともに
直面する多くの関連する事を二者が協力して取り組む、という視点に欠けて
います。

　多数の医師が歌手や俳優を治療していますが、我々は、その担当医師が医
学的な問題だけではなく、オペラにせよ、テレビや映画または本格的な舞台
にせよ、患者がこなさなければならない仕事内容、職場環境などを理解して
初めて最善の治療ができると考えています。

　この本を書くにあたり、当初私たちはノーマン・プント（Norman Punt）
が書いた、今は絶版になっている『The Singer's and Actor's Throat（歌手と
俳優のノド)』という本を基にしようと思っていました。同書は、医師と声
を職業にする人両者に向けて書いているという点でユニークな本です。しか
し書き始めると、声を使う職業の現場も喉頭科学の現状も、ともに当時と比
べてかなり変わってしまったということが明らかになりました。そこで、改

訂版を出すというより新しく書き直した方がよいだろうということになりました。

　この本は新たに書き下ろしたものですが、プントの精神を保とうとしています。小さく、ポータブルにし、声を使う職業人と医師を同じ土俵に乗せて書くようにしました。

　この2つの職業は共通の興味を分け合うのですが、章によっては1つのグループの方に内容が偏っていることがあります。それらの章では専門的な用語や内容が多くなっていることをお許しください。後ろにつけた短い用語解説が理解を助けてくれるものと信じています。これらの章を読むには忍耐が必要でしょうが、ともに分け合った知識を増やすことによって「人間の声」という最高の楽器の恩恵が得られることを望んでいます。

ガーフィールド・デイヴィス

ロンドン

アンソニー・ヤーン

ニューヨーク

Care of the
Professional
Voice

Part I

歌手・俳優に
とっての声

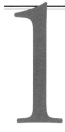

良い声の歌手や俳優の資質とは

 歌手の身体的特質

　良い歌手が持って生まれた特質については、多くの本に書かれています。
　同じくらいのクオリティーの二人の歌手がいるとします。その二人が同じくらいの歌唱レベルに到達していたとしても、それまでに全く異なった道をたどってきたことが明らかな場合があります。
　一人の歌手は持って生まれた才能があり、大きく、自由に声をコントロールできる発声器官を体に備えています。そして音楽的運動感覚と音を聴いて覚える能力、演奏することに長けた生まれつきの能力を持っています。もう一方の歌手は発声の勉強に関して困難な時期があり、旋律の進行、発音や発声法の授業も受け、おそらく心理療法も受けてきたことでしょう。
　結果的に、聴く人にとって二人は同じように思えますが、歌手としての二人の素質には大きな違いがあるのです。

　身体的な特質——高く広い頬骨、大きく広い口、容量の大きな咽頭、そして強い声帯などは歌唱のよい助けになります。
　実際の声帯の外見は、その歌手の本来あるべき声域の指標となります。といっても、声帯の外見には時にだまされます。一般的には、ソプラノ歌手の声帯は普通白色、または蒼白色で、幅が狭いのです。バス歌手は幅の広い厚い声帯で、たいていは白色というよりもうっすらとピンク色を呈しています。
　また、大きな肺容量を伴った胸郭と、強く柔軟な体幹と手足は歌に有益です。慢性的な呼吸器疾患——例えば、喘息やアレルギーの問題は歌唱を制限することになりますし、しっかり治療されるべきです。

体重については、度々議論される問題でもあります。声を支えるためには、ある程度の体重が必要であると提案されてきましたが、これは、20世紀初頭の歴史的事実からきた誤った見解と思われます。当時の歌手は背が低く、太った人が多かったのです。現代の素晴らしい歌手のなかには体格のよい人もいますが、それと同じぐらい、スリムで身軽な人たちも最高の声を生み出しています。

一般的に私たちは、歌手は自然な体重であるべきだと感じています。しかし、ある特別な役ではダイエットすることが求められ、大幅な食事制限を心がけている歌手は低栄養になり、スタミナと声の支えが困難となります。その逆に、不注意な食事の習慣は肥満となりますので、コントロールが必要です。体重過多は心臓に負担をかけ、発声器官に向かわせるべきエネルギーを奪います。

不幸にも、今日のオペラやミュージカルの世界では、昔の時代よりもビジュアル的な見た目を重視します。テレビカメラは演者の顔、体、演技の技術などをクローズアップして精細に映し出します。

でくのぼうのように舞台中央に立っているテノール歌手、肺病で死にゆくはずの太ったビオレッタ［「椿姫」のヒロイン］など説得力がありません。映画やテレビで育った若い聴衆を魅了するために、オペラやミュージカルの舞台では以前よりも演技が多く盛り込まれているのです。舞台演出家が体型について大目に見るぐらい信頼されている役者は少ないのです。

知性、適応能力、心理的適性

身体的な特性以外のものとしては、音楽的および一般的な知性が重要です。オペラ歌手は常に美しい声を出すだけではなく、3～4つの言語が満足にできなければなりません。そして何時間も続く4、5幕のオペラを覚えなければなりません。その中には詳細な舞台演技、セリフ、他の歌手と取り交わすコミカルな、または悲劇的なお芝居も含まれるのです。

適応能力も重要です。オペラのクライマックスで歌われるアンサンブルや

合唱では、なじみのないメンバーや急な代役の人と合わせることもあります。歌手は予期せぬ変更やアクシデントに備えなくてはなりません。そして舞台全体の流れを断つことなく、数千の聴衆を感情的なことも含めて納得させるように切り抜けなければならないのです。

歌手や役者は、彼らの持って生まれた能力を最大限に生かして成功を収めるものなのですが、発声器官という楽器の限界を認識しておくことも同じぐらい重要です。

オペラ歌手でよく見られることに、声帯に負担がかかる重い役柄を演じる時、若さから力に任せて声帯を締め付け、押して歌うということがあります。また声量が少ないのに、大きな声量を求められる役につくということがあります。これらのケースでは歌手は未熟であり、このようなことはすべきではないのです。リリック・ソプラノの歌手が20代前半でヴェルディの重い役を演じて、発声器官を傷めるという悲惨な結果になることもあります。メゾソプラノ歌手では、それに近いものとしてカルメン役があり、「アイーダ」のアムネリス役などはさらに負担がかかりノドを傷めます。

不幸なことに、今日では繊細な声で成功しそうな仕事というものがないのです。多くのクラシック歌手は、オペラで成功したいと感じています。そして歌曲やオラトリオなどは、もはや一生涯の仕事として選択すべきではないとみなしているのです。もしも声が量的にも質的にもオペラ向きであったとしても——これは野心や金銭願望やうぬぼれからくることなのですが——歌手は自分の歌いやすい音域を超えた曲を歌うという誘惑と戦わなくてはなりません。

また、あるひとつの固定化した考えという危険な道に誘い込まれることがあります。例えば、素晴らしいバス・バリトンの歌手なのにワーグナーしか歌わない人は、モーツァルトやヴェルディ、歌曲、オラトリオなども歌う他の歌手に比べて、すぐに燃え尽きてしまうことがあるのです。

ポピュラー音楽を掛け持つというやり方もあります。ポップスの曲は通常、音楽的に要求される内容が高度なものではないですし、小さな声でもやっていけるので、選択肢のひとつとなります。ポップスには、（通常）声をマイクで増幅しないオペラ舞台のような身体的なきつさはなく、アンプを使って音楽的にも美しく声を増幅できます。

あまり論じられていませんが、心理的な適性も極めて重要です。歌手や役者は自信を持つべきです。自信を持つことで、どんな不安な感情をも乗り越えて自分をはっきり出すことができます。

激しい競争社会の中において、いつなんどきでも歌手は仕事の選択について迷うような余地などないのです。歌手や役者は舞台上または舞台を離れた公共の場での立ち居振る舞いや同僚たちとの共同作業の中で、自信のある姿を示すことになります。前時代的な奇矯なプリマドンナは、現代では許されません。アーティストは1日24時間公衆の目にさらされているのですから。

気まぐれであてにならない気質ではすぐに契約を失い、名声も地におちます。華々しいパーソナリティーが良い論評を生み出すとしても、しっかり安定していて信頼のおけるアーティストが長く成功するのです。事実、現代のトップ・アーティストは穏健で分別があり、自信に満ち、きつい仕事にも耐えることができるプロフェッショナルです。そして激しい競争社会である舞台芸術の世界で成功を収めているのです。

もしも安定した仕事という点で成功が計られるのなら、最も成功した歌手たちというのは、オペラの先頭集団ではなくオペラの準主役級の人たちでしょう。少なからずの人が、素晴らしいオペラ劇場と何十年と関係を保ち、楽しんでいます。

 ## 演技力、発音、レパートリー選び

その場の雰囲気に対する対応やそれぞれの観客に対しての接し方、演者の人柄も重要です。

すべての観客はラジオ、テレビ、CDやインターネットの音楽などに影響

されています。そして彼らは以前よりも多くのことを演者に期待します。声に対する期待も大きくなり、演技ももっと自然な演技と性格描写を求めていきます。行き過ぎた気絶の仕方や、前の世代がしていたような激怒の仕方は、大写しになった録画画面では滑稽に見えるのです。特にオペラでは役者は人を楽しませるだけでなく、聴く人を納得させるようにしなければなりません。

現代のオペラ劇場の多くでは、オペラで歌われたり、話されたりしている台本の翻訳に取り組んでいます。そのためドイツ語やイタリア語に精通していない聴衆でも、もっと物語の世界に入っていけるようになりました（ロシア語やチェコ語はまだ翻訳が少ないです）。

これらのことは将来、歌手にさらに大変な能力を要求することになります。セリフはもっと正確に発音しなければならなくなります。そして音楽と演技をより正確に合わせなくてはなりません。

役者と歌手は、融通がきかなければなりません。それは大衆の要求に応えるためだけでなく、競争という厳しい現実があるからです。ひとつのことにこだわりすぎると、十分な仕事が得られなくなります。とてもよく知られた役者のなかには、多分野のことを名人クラスにまで高めて演じる人もいます。

いろいろなことができるほど、その役者は自信に満ち、典型的な成功への道を確立します。そして経済的に生き延びるチャンスが増えるのです。

歌手の才能のひとつには、比較的に弱くなった部分をカバーする能力というのがあります。これは適切な役を選ぶということでなされたり、技術的な工夫を用いたりして対処しています。例えば、年齢による声の変化に伴いレパートリーを変える必要があることを認識して、対策を打っているのです。年をとっても頑固に若い時の役を歌うのは、声の衰えという避けられない事実を早めるだけです。

レパートリーを上手に選んでいる歌手の場合は、多くの人に広く認められ、尊敬されています。そうではなく、声の重要性よりもお金のために歌う人たちの例はたくさんあり、そういう人たちは全く無名のまま埋もれてしまうのです。

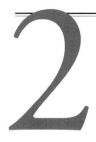

舞台に立つ前の注意

 最良の状態で舞台を迎える

　舞台に立つことは、長年にわたる練習や自己鍛錬の頂点を表すものです。歌手も俳優も、すべての舞台アーティストにとって、聴衆に聴いてもらうこと、しかも自分の最高の舞台を聴いてもらうことが望みです。この望みを叶えるためには、いくつかのガイドラインに従う必要があります。

　歌手が受け持つ配役は、自分が楽に歌える範囲で決まるものです。歌手は自分が歌うパートばかりでなく、他の歌手のパートや、さらにオーケストラの楽譜も知っておく必要があります。そうすれば、舞台で自信を持って、自分の歌に全力を集中することができるのです。

　当たり前のことですが、歌手も俳優も健康でなくてはなりません。良い食事をとり、適度に休養し、適切な運動をすることによって、一般的な健康を保つばかりでなく、公演中やツアーの間でもスタミナを維持することができます。

　一般の読者は意外に思われるかもしれませんが、国際的に有名な舞台アーティストは概してシンプルな修道士のような生活を送っているもので、これは劇場でも、空港のロビーやホテルでも同じような生活態度を繰り返しています。夜更けまでのパーティーや食べ過ぎ、飲み過ぎなどは、質の高い演奏を保つことと両立するものではありません。時間の余裕があれば、台本を読んだり、キーボードの前に座って楽譜を調べたりすることに費やされます。

Part I　歌手・俳優にとっての声

　会話は大変重要なもので、一般的に、歌手も俳優も外向的で話し好きな性格です。ツアーに出れば始終環境が変わり、その場その場で社交的な付き合いが必要となります。そのため、公演の前に会話で声を使い過ぎることが避けられない事態となることもあるでしょう。ですが本当は、企画代理店の担当マネージャーに手配させて、本人は湿気が保たれた静かな部屋に閉じこもるようにするのが望ましいのです。外のレストランが騒がしければ、むしろ自室で軽い食事をとる方がよいでしょう。

　また、あまり強くない睡眠薬を使うのもよく、特に時差の影響があったり、公演前の緊張が強い場合には、それが有効です。効果の持続が短い入眠剤で、粘膜の乾燥や、目覚めた後の副作用のないようなものを使うのがよいでしょう。

　新しい場所に慣れるためにも、公演地には1日か2日早く着くのが理想的です。公演の前にリハーサルがある場合には、注意深く調子を上げていくのが大切で、そのリハーサルでは、通常、歌うことが要求されますし、歌手としても、その機会に劇場の音響効果を判断することが重要です。

　あまり思いやりの心がなく、歌うことについての知識が乏しいような指揮者に当たると、リハーサルの時間が長くなり疲れてしまう場合があります。若い歌手はこれに耐えられず、また慣れた歌手にとっても負担が大きいものになります。1日中歌わせたり、長々とリハーサルを続けるような合唱指揮者は、まさに犯罪的で、こうしたマラソンのような条件下では、歌手がベストの状態で歌えなくなるばかりか、往々にして、その後の数日は歌うことが難しくなる場合も少なくないのです。

　大役を引き受けるような歌手には、必ずリハーサル済みの代役（カバー）が用意されている必要があります。劇場によっては、不幸なことに、主として経済的な理由から、初日の舞台が終わるまで代役のリハーサルを始めないところもあります。このような状況では、歌手には余計なストレスがかかり

ます。劇場に行ったら、歌手は楽屋をよく見て、加湿器などの必需品が備わっているかどうか確かめておく必要があります。舞台裏は埃やごみ、菌類の巣窟ですから、歌手は舞台に登場する直前まで、楽屋にとどまっているのが正解です。

　舞台のある晩は、余計なストレスがかからないようにしなくてはなりません。劇場には、十分な時間がとれるように早めに到着すべきです。そうすれば、街中で劇場に着くまでの時間に追われることもなく、十分にウォームアップしたり、ノドを湿らせたりする時間の余裕を持つことができます。
　劇場側には、最終リハーサルと予演（ゲネプロ）を通して状態を上げていき、初日の夜に最高点にもっていこうとする習慣があります。運営側も、宣伝の関係上と、さらに準備期間が少ないことなどもあって、多くの事を同時に進めていきがちです。そのような時、出演者は公演初日に心が平静でいられるように普段よりもっと練習を積まねばなりません。もし自分の環境や気持ちをコントロールできていれば、開演初日で観客をしっかりと魅了する準備がなされていることになります。

 歌うべきか、歌わざるべきか

　理想を言えば、歌手が最高の条件で歌える時に公演があればよいのですが、そんなことは例外的であり、実際には、ベストでない状態の歌手が良いパフォーマンスを披露していることが多いのです。ベテランの歌手になると、少しくらい調子が悪くても、それを補って歌うことができますし、特に前にも同じような経験をしていれば、なおさらそういうことが可能です。調子があまりよくない時でも立派に歌えるということこそ、プロとしての証です。したがって、調子がベストでないというだけでは、公演をキャンセルする理由になりません。

　公演をキャンセルするかどうかを判断する際、医師としてまず優先するの

は、現在、未来を通じて患者の声の健康を保てるか、その名声を維持していけるか、という点にあります。公演のプロデューサーやディレクターの側からは、何とかその歌手に歌わせたいという圧力がかかってきますし、公演には多額の金がからみ、さらに他の高名な歌手や俳優もその公演にかかわっています。仮にそうでなくても、歌手は観客に対して義務感を感じており、歌手自身のみならず、経営者側からも、早く治す手立てが求められます。

　しかし、音声専門医としては、患者の喉頭を傷つける可能性がある場合の公演は差し止めるべきで、もしそうしなければ、歌手の状態が悪化するばかりか公演そのものが滅茶苦茶になり、歌手の名声も自信も地に落ちてしまうことになりかねません。

　一方、健康状態がよく、信頼が置けるという点は歌手の名声の一部でもあるのです。度々公演をキャンセルするようでは契約の数も減ることになるので、医師側としては何とかその歌手が舞台に立てるように努めるのです。どうしてもキャンセルせざるを得ない場合には、何とか代役を探したり、再公演の予定を立てたり、という配慮が必要となります。

　歌ってもよいかどうかを医師として判定を下す場合、まずそれが初日なのか、公演期間の途中なのかを知っておく必要があります。初日やマスコミ公開日より、通常の公演期間中の1日を空ける方が易しいものです。基本的に、歌手としては観客を失望させたくありませんし、経営上の損失を被るのは避けたいと思うものなので、キャンセルするかどうかは、歌手の側の修練や能力次第とも言えます。

　ただ、軽い風邪だけで声が出なくなる歌手がいる一方、特にミュージカルの劇場などでは、風邪の初期にかえって声が響くという例もあります。ベテラン歌手であれば、歌い方や言葉の出し方を調節し、いろいろなテクニックを使って譜面通りの音にうまく合わせ、何とか舞台を務める方策を身につけています。特にポピュラー音楽の分野では、声の出し方の強弱を調節して自分の声の現状に則した音で歌えることができるために、うまく舞台を乗り切

れる場合が多いのです。

　しかし、絶対にキャンセルすべき場合や、キャンセルしたほうがよいかどうか考える余地のある場合もあります。

　急性の喉頭炎で、声帯が赤く腫れている場合には公演など到底できません。このような感染性の炎症では、肺や副鼻腔の炎症を伴うことがあり、患者の免疫システムもこういう状況に対応できていません。こういう状態で歌うと不調が長引くことになります。

　声帯出血も、絶対にキャンセルすべき症状です。出血が声帯全体に起こると、急に声が出なくなりますが、出血している側に多少違和感を伴う程度で痛みが起こることはありません。こういう状態では、絶対沈黙が必要ですし、歌ったりすれば出血が悪化し、ポリープに移行することもあります。公演恐怖症を引き起こすことも稀ではなく、さらにそれが極端になると無気力状態になる場合もあり、十分に加療して自信をつけさせないと歌手生命が終わってしまいます。

　公演を続けさせるか、キャンセルさせるか迷う場合もあります。歌手の予定が翌月まで詰まっているというような場合には、あまり重要でないスケジュールをキャンセルして、より大切な公演や録音のために声を最高の状態に保っておくのも一法でしょう。

　例えば、あまり重要でない独唱会はキャンセルして、キャリアを高めるような高名な指揮者との共演などに集中するということも考えられるでしょう。

　こうした状況であればキャンセルも容認されるものですが、歌手としては悪い噂や不信を招かないようにすることも大切です。この点については他の章でも述べるつもりです。

公演前の病気

　大きな公演前に起こる病気は、通常、感染性か声の使い過ぎによる外傷性のものです。

　歌手は自分の声帯のことをあまりよく知らないので、リハーサルをし過ぎることがあります。さらによくあることは、特に公演にあたって楽曲の一部をいじったり変えたりして、古い部分を捨てて新しいものを加え、その分の練習やリハーサルで疲れきってしまうという状況です。

　感染性の病気は、他のキャストにもうつりますので、医師の側では事態がどの程度深刻なものなのか、把握しておく必要があります。

　精力的に活動している歌手の喉頭は、正常からやや外れたような所見を呈することがありますが、それはプロの庭師の掌がかなり荒れているのと同じことです。

　歌手がツアー公演に出かける際には、自分の普段の喉頭を録画して携えていくと、今まで診てもらったことのない医師の診察を受ける場合にそれを見せて、自分の喉頭がどのような状態なのか判断してもらうのに役に立ちます。

　軽い病変がずっと続いているような場合、それが今現在の急な症状とあまり関係がないこともあり得ます。特にソプラノやテナーのポピュラー歌手では、体調が最高の時でも声帯の中央部に柔らかい結節性の病変が見られることが珍しくありません。たいていの場合、そうした病変は幅広で柔らかく見えます。バリトンやバスの声帯は、往々にして大きくて赤く、慣れない医師が診ると慢性炎症と診断しかねません。

　こうした所見は病的とはいえず、公演キャンセルの理由にはなりません。むしろ声の使い過ぎ、現在かかっている病気、心理的な問題など、全体像をみることに重きを置くべきです。

　結局のところ、医師としてはまず患者である歌手を守ることが重要で、経済的な面や政治的な圧力は無視して、歌手の立場に立って公演を行うことの可否を決めていかなくてはなりません。

Care of the
Professional
Voice

Part II

歌手が抱える
声の問題と
発声のメカニズム・
生理

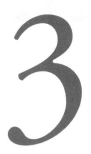

職業歌手の医学的管理

概説

　この章では、歌手にみられる典型的な状況について概観します。

　職業歌手のケアは、オペラ歌手、あるいは熱心なアマチュア歌手にかかわらず、肉体的また精神的にも注意深い考慮が必要で、これは他の公演芸術と同じです。しかしながら歌唱は、声をつくる喉頭といろいろな重要器官が相接して存在しているために、呼吸器、胃腸消化器、内分泌器の疾患からの影響を受けてしまいます。

　職業に関連した障害（筋緊張性発声障害、声帯結節、声帯出血、声帯ポリープ、慢性的音声劣化）、全身的変化に関連したもの（呼吸器疾患、胃液逆流、内分泌疾患、薬物と関連した事象）を含みますが、ライフスタイルとの関連が考えられる状態もあります[*1]。

　あらかじめ定義を述べると、「職業的歌手」とは、歌でお金を稼ぐ人を指します。歌手の中には、多くはないのですが、幸いにもフルタイムで歌唱の稼ぎで生活ができる人もいます。しかし、多くの歌手は別の仕事で日々の暮らしを立てなければなりません。理由はわかりませんが、彼らは声を結構使用する仕事、タクシー運転手、学校の教師、ウエイトレス、セールスにたずさわっています。またアマチュアとして、多くの人が定期的に教会で歌っています。アンサンブルを組んでの歌唱では、サラリーはないのですが、ほとんどプロ並みの活動をする人たちがいます。

　そこで本書では、職業歌手の定義を、自分の楽しみあるいは他人を喜ばせるために歌を歌う人にまで範囲を広げることにします。

歌唱は他の公演芸術と多くの共通点を持ちます。しかし、重要な違いもあ
ります。楽器奏者と同様に自分の体の一部分を、つまり声道を鍛えなければ
なりません。そして、肉体的にも、神経学的にも、厳しく複雑な課題をこな
すようにもっていきます。最初のうちは、このことは通常に働く呼吸や喉頭
の構え、声帯の動きのように、反射運動でありますが、訓練によりこれらの
動きを感じとれるようにならないといけないのです。この機能は、脳の下部
の中枢でコントロールされ、しばしば大脳皮質から一定の刺激入力がなくと
も働き出すことになります。

呼吸は二重に制御されます。日常的には脳幹部により、そして歌う時は大
脳皮質も加わって呼吸をコントロールします。歌手は、吸気と呼気を意識す
るようにします。通常では意識していない体の変化を感じ取るようにならな
いといけないのです。これには次のことが含まれます。胸部や腹部の膨隆（呼
吸の場合）、喉頭の位置の変化、発声による振動（顔面領域・または“マスク”
と呼ばれている場所での）などです。

一度、歌手がこれを感知できるようになったら、次はこれらの意識できな
い、制御もできない反射活動である運動を意識してコントロールするように
します。喉頭の挙上と下降は通常、不随意に瞬間的に嚥下や嘔吐と同時に起
きますが、これらの運動はきちんと確実に起きる必要があります。喉頭を下
げて歌うのは（少なくともクラシック歌手の場合）、声の強さ、共鳴、声色
を増強させる大切な手段です。喉頭の３つの括約部（披裂喉頭蓋、仮声帯、
声帯）を反射的にまとめて閉じることにより、気道は保護されます。歌唱時
には、この三重の閉鎖は別々に行われます。声門部のみ括約して（声帯のみ
収縮する）他の２つは、弛緩させたままにします。歌手は、こうして一連の
反射活動（例えば呼吸運動、嚥下運動）を別々にコントロールし、その一部
を歌唱の時に使うようにしています。

最後に、これらの新しい随意運動、あるいは喉頭や声帯の位置どりは再び
反射活動となっていきます。しかし、今度は大脳皮質のコントロール下にお
かれます。これにより、歌手は、声色、感情、その他を、声帯の位置や動き
をいちいち考えなくても、直接、歌の中に盛り込むことができると考えられ

ます。

　しかし、歌唱が他の公演芸術と違ういくつかの重要な点があります。ピアノ教師は、視覚により手の位置どり、腕にかける重み、その他の演奏時の注意点を示すことができますが、声の場合は、発声器官は隠れていて見えません。構音器官（舌、歯、口蓋、口唇など）がかろうじて見えるだけです。声の動力源を伝える器官（下気道）、声を作り出す器官（喉頭）その声を修飾する器官（声門より上部の喉頭、咽頭）は、内視鏡で観察できますが、いつも直接できるというものではないのです。

　このことは2つの意義があります。1つめに、歌手には、練習をする時、あるいは公演をする時でも、基本的に、視覚を介さないフィードバックが必要になります。このフィードバックは、ほとんどが聴覚（外耳から入る気導音、頭蓋骨を通り内耳に伝わる骨導音による）ですが、さらに固有知覚（胸部、顔面骨、頭蓋骨への機械的共鳴、筋紡錘により、咽喉頭の運動中に感じられる咽喉頭の位置感覚）も関与します。

　2つめに声を出して演奏するという事は、見ることのできない機能で、見ることのできない声というものを扱うことなのです。そのために発声の手助けとして、発声中に起きていることを説明する「イメージ作り」がよく用いられます。例えば、音が「軟口蓋に当たって出る」とか「頭の先端に抜ける柱をつくる」などの表現が結構多いのです。イメージづくりはレッスンの時も公演の時も非常に大切にしています。このことから考えても歌手は、暗示にかかりやすく、どんな治療でもプラセボ効果を受けやすいことになります。

　歌唱と楽器演奏の第2の違いは、発声時に使用される筋の違いです。ピアノやヴァイオリン演奏では、迅速かつ交代性に拮抗筋群も絡んで行われる筋運動が必要です。これとは異なり、歌唱ではこの動きは受動的な形となります。正常呼吸時の呼気は、受動的です。胸郭の弾性が緩むことによるものです。歌唱時に能動的に呼気を行う際も、受動的な部分もあります。この時伸びた腹壁は休息時と同じくらいの状態に戻ります。

発声中は、声門を急激に開閉すべく声帯の急激な運動が起こります。声門を閉鎖する時に内喉頭筋のうち内転筋が能動的に関与します。声門の開大は受動的で、両声帯は肺からの呼気圧で外側に移動させられます。実際には声帯の運動（例えば1024サイクル／秒、high C音）は、ピアニストのトリル（trill）よりも速いですが、声帯筋収縮の速さ、動きの幅はピアノやヴァイオリンのトリルと比較して制限されています。

　第3の違いは、楽器演奏家の手の指や舞踏家の下肢に比べ、声帯はかなりデリケートです。声帯は小さくて薄く、早く振動します。筋緊張が亢進すると傷つく可能性があります。このことを練習の際に考慮します。ピアニストは続けて何時間も練習しますが、歌手は短時間の練習を日に何回かに分けて行うのがよいでしょう。練習の目的は、一般的に言って機械的に筋を強くすることではなくて、中枢神経系を再構築することです。歌手は、効率よく短期間に学ばなければなりません。熱心すぎる声楽科の学生が声帯を傷め、粘膜が腫れ上がっていることはよく見られ、その場合練習を減らすことが必要です。

　最後（第4）の違いは、頭頸部は声をつくり、声を響かせる器官である喉頭があります。発声は泌尿器を除く主要な器官と関連をもちます。楽器演奏は神経筋系の全体的な障害が一番の問題になりますが、歌唱はさらに呼吸器、消化器系、内分泌系の病気によっても障害が起こります。

　上記を総合的にまとめて、この章では、以下の3テーマをもとに検討していきます。
1. 職業に基づく障害
2. 全身的な問題と声
3. ライフスタイルの問題

歌手は体内に声帯という楽器を持つために肉体と精神状態に影響されなが

Part Ⅱ　歌手が抱える声の問題と発声のメカニズム・生理

ら、生きることの証に歌う存在なのです。このように歌唱は複雑で、生活と
情緒に関連し、肉体のすべて、生活のすべては歌唱芸術に強い影響を与える
ものです。

歌手の職業に関係する障害

筋緊張性音声障害

　歌唱は、完全に異なる目的を持つように別々に進化した体の各部を、新し
い仕事をするようによく適合させることが必要です。「声道」の構造は、歌
うためにデザインされたものではありません。また「声帯」は、何時間も続
く早い反復運動、ねじれ、摩擦運動に向くようにデザインされてはいません。
「喉頭」の職業性障害は、過剰な筋緊張、過剰な摩擦、そして筋疲労からし
ばしば起こります。

　前記のように、歌をマスターすることは反射活動を意識的に行い、意識的
活動を反射的に行うことです。特に歌手は、まとまった一群の筋を収縮させ
ると同時に、拮抗筋やその歌唱に関係ない筋を弛緩させることを習い覚えな
ければなりません。実例をあげると、頚部と肩の筋は声帯内転筋に対して特
に拮抗作用を持ちません。しかし、この部分の緊張が増すと、全身の神経筋
系の緊張が亢進し（Jendrassik 筋緊張強化動作）、疲労を増大させて発声効
率を低下させます。

　最終目的は、最小の努力で声のピッチと強さの幅を広げることです。これ
は腹式呼吸（胸式呼吸より効率がよい）を利用して空気の柱を声門から押し
出し声帯を振動させることで可能となります。そして、ここの喉頭原音は声
門上の声道で調整されて声になります。声のエネルギーは肺からの呼吸であ
り、倍音の強さ、声色（カラー）は声道の修飾によってなされます。

　喉頭の縦方向の位置どりをする 2 つの外喉頭筋群があります（P49 図 8）。
挙上筋群と下制筋群です。嚥下時には喉頭の挙上は急速にしかも強力に起き
ますから挙上筋はいくつかあり、力も強いです。両方の筋群が、綱引きをや
ると挙上筋が勝ちます。良い声を出そうとすると喉頭を引き下げる必要があ

ります。この時、声門上部と下咽頭部の空間は広がっています。音声訓練は、比較的弱い下制筋を収縮させることを習得し、強い挙上筋を弛緩させることにあります。

　訓練を受けていない、あるいは訓練が不足している歌手は、典型的な筋緊張過剰状態で歌うことになります。挙上筋と下制筋が同時に働くと実質的には喉頭が挙上します。これは声の響きと強さを減少させるので、歌手は声を強く出そうとして内外の喉頭筋を収縮させてしまうのです。これは、つまって共鳴の少ない声をつくる（高位の喉頭と締め付けた咽頭による）のみでなく、声帯を強く締め付けてしまうので、両声帯間の摩擦が大きくなります。こうなると、両声帯を呼気によって開けるのに、さらに強い胸腔内圧が必要となり、結局、声道全体の筋緊張が亢進してしまいます。嗄声（かすれ）が出現し、さらに声帯結節（後出）か、筋緊張性音声障害（MTD：muscle tension dysphonia）が生ずることになります。ストレスや精神的落ち込み状態は、筋緊張性音声障害とかなり関係があるといわれています。この状態の歌手では肉体と精神が結びついて影響し合っているので状況が悪化する可能性があると考えてよいと思います。

　喉頭や口腔咽頭の震え（tremor）やジストニア（痙攣）は時に見られますが、これらは過度の、誤った歌唱によって引き起こされるのではないのです。一方、最近の研究では、楽器奏者のジストニアは手の機械的痙攣よりも脳の可塑性の増大と制御不全に関係するといわれています。

　どのグループの筋も過大に緊張させると、例えば歯を食いしばりながら指を強く組んで固めた両手を引き離そうと努力する際に、全身の筋緊張が高まります。これは腱反射の検出に使われます（Jendrassik 動作）。

声帯結節

　声帯結節（vocal nodule）は職業性の病気で、発声テクニックが適正でないこと、過剰な歌唱、歌手の身体と歌唱の能力が演奏する歌と合っていないことの結果として起きます。高い声を使う女性やポップシンガーに多くみら

れます。特に起きやすいのは小児やポピュラーを歌うティーンエイジャーです。これらの若いシンガーはレッスンを全く受けていないか、たまに受けるくらいです。彼らはテクニックがなく、喉頭も小児型か完全には発達していません。にもかかわらず、大人の声をデジタル処理して、とても通常の発声では再現できない音を真似ようとします。しかもこれを良いこととして勧めるアメリカのアイドルに憧れるステージママ、高校の音楽教師、子供の仲間たちがいるので問題をさらに悪化させます。

オペラのコーラスで歌う子供は発声と演技について習うのですが、それでも危険があります。彼らは、大きなステージでもマイクを使いません。そして、よく訓練された大人の歌手およびオーケストラと張り合って声を出します。しばしば、子供は声がよく届くように、声を張り上げることを求められます。

結節の大きさと歌う声の質との間には予想できる関係はありません。嗄声は常に起こります。声帯結節があると、特に非常に高い声で、柔らかく歌うことが必要になる時に嗄声が目立ちます。決定的な治療法は、音声訓練で歌唱テクニックを基礎から学習しなおすことです。これは時間がかかります。歌う側で行わなければなりません。家族や友人のサポートも必要です。手術的治療は、結節の原因となった歌唱法の誤りを再訓練で正すことをまず初めにしてみて、それでも治癒しない場合に行います。

声帯出血とポリープ

血管は、職業歌手の声帯表面にしばしばみられます。これは、歌唱動作で血行が単に豊富になったことを表しているかもしれません。しかし、この血管が破れると血液は声帯粘膜下に浸潤し限局する血腫をつくるか、より広範な出血となります。発症は急激で、進行も早いですが、痛みはありません。嗄声、稀に失声が起こります。原因としては、破綻しやすい血管の存在以外に、出血を起こしやすい状態、すなわち抗血液凝固剤の使用、月経が考えられます。発現の契機については、いくつかの状況があげられます咳嗽発作、嘔吐、発声時の緊張、排便時の緊張、ウェイトリフティング、出産など、い

くつかの状況があげられます。

　治療は、完全な沈黙（声を出さぬこと）、内視鏡でモニターして血腫の吸収を観察しなければなりません。診断が下されず、歌手が歌い続けると血腫の吸収は遅れて出血性ポリープが声帯のストライクゾーン（好発部位）に生じます。これらのポリープは通常の結節と異なります。すなわち、片側性です。習慣的な声の乱用があるのでなく、1回の外傷でつくられます。音声訓練は必要ありません。ポリープが、喉頭の安静や薬物で改善しない時は、レーザー治療や手術を行います。

慢性的な声の劣化

　経験を積んだ職業歌手でも、声が弱く不安定になることがあります。正常なヴィブラートは、心地よいピッチの変動（5.2 − 5.8Hz）ですが、震え声（wobble）は、大きく不規則にゆらぎ、中心となる音がはっきりしていません。ヴィブラートとは明確に異なり、発声時、神経筋系のコントロールが失われて生じます。共鳴や声の強さは失われません。原因として、いくつかのことが考えられています。すなわち、過剰な緊張、声の支えの欠如などです。

　この問題は、2つのグループの歌手でみられます。1つは若い人で、常に筋の過緊張があり、テクニック不足や、不釣り合いな曲を選んだことによる演奏技術上の非合理的要求からきます。一方、かなり長いキャリアをもち、成功した年配の歌手にしばしばみられるものは、一定のレベルの歌唱をし続ける必要があるにもかかわらず、徐々に衰えてきたことに直面した時にみられます。長期間の活動、膨大なレパートリー、解剖生理学的な身体面の変化が積み重なって障害が起きます。また、正常なヴィブラートは、聴覚のフィードバックを介する反射でコントロールされると考えられています。高齢になって聴覚が劣化すると、声の振動をコントロールすることができなくなるのかもしれません。

　慢性的な声の劣化は治療が困難です。多くの場合、変化は非可逆的です。しかし、時に優れた歌手では声を取り戻し、歌唱人生の最後を一時期 Indian summer（小春日和）のように楽しむことができます。

なお、ここで述べている声の劣化とは、職業歌手でみられる特有な状態を指しています。一般の人の年齢変化に基づく声の質の低下、すなわち"高年齢者の声"（presbyphonia）とは異なります。

体調と声　全身状態と声

歌手が、通常ありふれた病気にかかりやすいのは一般の人と同じですから、声について、すべての健康問題が歌手とかかわりあうのは当然です。ごく小さな問題も、重要なオーディションや公演をキャンセルしたり、公演をあきらめ（報酬も）代替の歌手に譲るとなると、大きな問題となります。だから、歌手を診察する時は、小さな訴えも見逃してはなりません。歌手の喉頭は、必要によって通常の人よりも高いレベルに保たれています。さらに、歌唱は観察できる構造物でなく1つの機能でありますから、そのことを認識するのはまさに主観（聴覚的、固有知覚的）です。彼らが何か問題があると言う時は、歌う声と患者の訴えの両方を聴く必要があります。

すべての肉体の病気は、心理的問題が絡んでいます。最初に述べたように、歌手はしばしば暗示にかかりやすく、ストレスに弱いです。歌手の健康の問題を扱う時は、肉体の問題に伴う言葉として発せられない精神的ストレスがあることを認識して処理をする必要があります。

呼吸器の病気

歌手では、歌手でない人と違って、通常の風邪や軽い気管支、その他の良性の呼吸器の疾患でも、積極的な一定の治療を行うことが必要である場合があります。これは、特に歌手が病気になって、ツアー公演をしなければいけない場合です。1週間も休ませるのはとるべき策ではありません。特に歌手が、連続公演をして、しかも代替が得られない場合には、積極的に症状を抑える治療をします。去痰剤、鎮咳剤、鼻炎用の血管収縮剤を使用します。

このことにより、歌唱を続けても、良性な経過を追うはずの疾患は治っていきます。歌手にとって、声に過大な望みをかけず、風邪が過ぎ去るまで過度の努力を控えるように説得します。さもないと、歌手は声が出にくいこと

を補うために過大な緊張を筋にかけてしまいます。このような傾向が続く時は、風邪が治っても補おうとした行為で病気になってしまうことがあります。

呼吸器アレルギーの治療に際しては、抗ヒスタミン剤、抗充血剤の声に対する副作用に注意します。声帯運動が良好に行われるには、声帯内部では水分が保たれ、表面は湿っていなければなりません。歌手は、定期的に水を十分飲み、声帯に水分を補給しておくとよいでしょう。

抗ヒスタミン剤は乾燥作用があり、声帯表面を無防御の状態にしてしまいます。乾いた声帯で歌うと、大きな筋力が必要です。その結果、筋の緊張が高まり、表面に外傷が生じ、声に柔らかさがなくなりコントロールが難しくなります。特に高い音で顕著になります。血管収縮剤は血管を収縮させ、軽度ではありますが声帯を乾燥させます。歌手のアレルギーを治療する良い方法は、アレルゲンを避けること、感受性を抑制すること、ロイコトリエン拮抗剤やハーブ製剤（herbal medication）などの乾燥作用のない薬剤を投与することです。

喘息は歌手にとって特に重大です。肺機能が不十分では、力のある声が出ません。呼吸量が減り、呼気の排出に時間がかかると、音をのばす時と句切る時に問題が出ます。喘息の病因は、可能な限り正確に解明されなければなりません。治療は、発声に対して最小の負担しかかけない方法にします。ステロイド吸入は、咽頭痛や下咽頭の白斑がなくても、カンジダの出現に注意して経過を追わなければなりません。時々、小さな真菌（カビ）の発疹ができるので注意が必要ですし、紅斑ができた患者は「声に膜が張ったようだ」と訴えます。特に吸入剤である Advair（アドエア®、ステロイドと気管支拡張剤の合剤）はなるべく避けます。これは嗄声をつくりやすいからです。

医師よっては、早く声を回復させようとして感染時にステロイドと抗生剤を同時に与える人もいます。歌手がキャリアを築き上げるために大至急ステージに戻る必要がある場合を除き、患者（と声）を自然に回復させるという考えが大切です。

Part II　歌手が抱える声の問題と発声のメカニズム・生理

喉頭咽頭逆流症

　胃の内容物、酸、消化酵素が下咽頭に逆流する現象は喉頭咽頭逆流症（LPR：laryngo-pharyngeal reflux disease）と呼ばれ、胃食道逆流症（GERD：gastro-esophageal reflux disease）といくつかの点で異なります。LPRの症状は、胸骨裏面の不快感のような典型的なGERDの症状はなく、むしろ、間欠的に起きる音声障害、過剰な咳払い、咽喉頭異常感、嚥下障害などの症状です。特に咽頭と喉頭の粘膜が傷害を受けやすいのですが、それは胃や下部食道に存在する酸に対する防御が欠けているからです。このことは、胃や食道と同等度の変化なしに咽頭と喉頭が傷害を受けるということです。稀に、夜間の逆流が鼻咽頭レベルに達し、鼻副鼻腔、耳管の症状が起きます。

　LPRの症状で一般的にみられるのは喉頭後部の発赤、特に披裂部の発赤、両披裂軟骨の間にある索状の粘膜肥厚（pachydermia laryngis、喉頭粘膜肥厚）と咽頭壁に丸石を敷きつめたように見える変化です。比較的に少ないのですが、片側披裂軟骨の声帯突起に肉芽ができることもあります。

　一番多い（そして微妙な）逆流の徴候は喉頭の挙上です。この状態の原因は、咽頭壁の筋の反射的刺激、不快感という知覚異常あるいは咽喉頭異常感症に反応して姿勢が異常になったことによります。これらの問題は、よく練習を積んだ歌手で、他に説明のつかない筋緊張性音声障害が新しく発現してきた場合に典型的にみられます。実際に酸の刺激による唯一の徴候は、外から見て高く前方に傾斜した喉頭で、喉頭鏡で観察すると声門後部は声門が閉じないことです。頸部を指で触れると、喉頭が高位で甲状軟骨と舌骨の間隔が狭くなっていることがわかります。

　胃液逆流（gastric reflux）が、既往歴、症状、徴候から疑わしい場合は、積極的な治療をやってみると診断がつけられます。プロトンポンプ阻害薬と制酸剤の同時投与、食事療法、行動療法も行うべきです。このような治療が失敗したら他の疾患を考慮します。

内分泌ホルモンの問題

　月経周期を制御する女性ホルモンであるエストロゲンとプロゲステロンは

体内に水分を貯える働きがあり、声帯に関係します。女性歌手は、月経の前に声の異常を訴えることがあります。声がコントロールしにくく、声帯が疲れているように見えます。高音域の声に透明性（clarity）も色彩感（color）もなくなります。月経が始まると、この問題は消失します。しかし、歌手は声帯出血の危険があります。特に月経痛を軽減するため、アスピリンやNSAID（非ステロイド系抗炎症剤）を内服している時は注意をしなければなりません。

　一番良い治療法は、声に対し、多くを期待せず声の使い方を少し変えることです。公演の予定を変えられないのなら、軽い避妊薬の使用を考慮します。経口避妊剤を使用すれば、月経を医学的に1週間くらい遅らせることは可能です。あるいは、他の避妊法で月経を数カ月止めることも可能です。

　経口避妊剤は、声の変化と関係があるといわれています。合成プロゲステロトンは、製剤によってはアンドロゲン作用（男性化）の化合物に分解し、声が低くなることがあります。男性化音声は、高音が出なくなると同時にある程度の低音域が余計に出ます。この問題は、高くて軽い声の場合コロラトゥーラ・ソプラノとスブレット（soubrette、快活なソプラノ）ではっきりしてきますが、メゾソプラノではそれほどでもありません。一度経口避妊薬で声が低くなると、この変化は通常生涯続くと思ってよいです。歌手で避妊薬を使用したいと考える人は、この問題に詳しい婦人科医と相談することを勧めます。この医師は予想される声の変化を少なくするために、少量の適当なホルモン剤を使用するでしょう。外から体内に入ってくる、男性化作用をもつ薬物は避けなければなりません。

　閉経後も声は変化します。エストロゲンは喉頭と粘膜と筋を支えますが、閉経後の卵巣でエストロゲンとプロゲステロンの産生が減少しますと、声は貧弱になり響きが少なくなります。また声帯が柔らかくなることによって伸び縮みしやすくなると、声は暗くなりコントロールが難しくなります。特に、ソプラノが小さな声で高音域を歌う時に顕著です。喉頭の変化以外に胸郭や腹部の筋も力と緊張が失われ、声は支えがなくなるために、歌手は喉頭筋の緊張を増強して、それを補おうとします。そして、絞るような、か細い、ざ

らついた声になるのです。ただ、この変化は一様ではなく、例えば、60代になっても立派に仕事を続けたジョーン・サザーランドのような歌手もいます。

かつては、歌手に閉経後の声を支えるためホルモン補充療法を考慮するように勧める時期もありましたが、近年では、ホルモン補充を医学的禁忌とする意見も持ち上がりました。歌手は、声と自分のキャリア、全身体的な健康への悪影響について総合的に考え、自分で決める必要があります。多くの歌手は、自然界に存在するホルモンいわゆる phytoestrogen（植物エストロゲン）を選びますが、大豆、black cohosh（南米産の自然薯に似た植物）、その他の植物が含有するこのような"自然の"ホルモンが、処方薬として与えられる薬物より安全かどうかは明らかでありません。

中年の女性歌手が、慢性的な軽い嗄声をもち、その声が色彩を失い、高い音も出ない時は、潜在的甲状腺機能低下がないか考慮します。明確な甲状腺機能低下によって嗄声を呈することは以前より知られています。橋本病も、この年齢層ではしばしば見逃されがちですが、声の変化は重大な意味を有します。十分に薬物治療を受けていない甲状腺機能低下の患者も、声については同じリスクを持ちます。このグループでは、甲状腺機能を示す検査値は正常範囲でも、歌手は依然として声に問題があります。

薬剤の声に及ぼす影響

ほとんどの薬剤は、処方された場合も、自分で売薬を購入して摂取する場合も、意図しない副作用が発現することがあります。軽い副作用も、歌手の声にとっては重大な意味を持ちます。歌手を治療する医師は、この副作用に注意し、処方や代替治療の際、柔軟に対処しなければなりません。

多くの薬剤は乾燥作用があります。抗ヒスタミン剤、抗うっ血剤に加えて、抗コリン剤、睡眠剤、利尿剤、制吐剤、降圧剤、精神科の薬剤により声道は乾燥します。喉頭が乾くと、歌手は一番高い音を出す時に、柔らかい声にならないので、声帯を過剰に内転させる必要があります。これは音質を損なうばかりか、過剰に行うと粘膜の構造が破壊されやすくなります。

いくつかの薬物は、声帯出血を起こしやすいです。アスピリンや非ステロイド系抗炎症剤（NSAIDS）の他、抗血液凝固剤（プラビックス、クマディン、ともに商品名）の使用には注意します。血管拡張作用をもつのは、アルコール飲料や、イチョウ、キクラゲ（木耳）を含む中国のハーブ入りサプリメントです。過去に、このようなものを摂取したかどうかを調べると同時にその量も記録しておきます。それは、多くの患者が「多いほどよい」と考えて多量の上記品目を摂取している可能性があるからです。

鎮静作用のある薬は、協調性、記憶力、公演の芸術性に影響を及ぼします。βブロッカーは、公演時の不安解消に使われますが、公演時のエネルギーと芸術性が失われるという欠点があります。

一般に、薬物に対する個人個人の反応は予想がつかないので、公演のない時に新しい薬をテストして、どのような影響が声に現れるか試すのがよいと考えています。

ライフスタイル

プロの歌手は、肉体と精神にストレスがある環境で仕事をする典型的職業です。肉体的ストレスとは、次のようなものです。旅行、深夜までの長時間労働、予想できない現場、睡眠不足、不規則な食事です。精神的ストレスは、公演芸術家全般にみられるもので、以下のものがあります。絶え間ない競争、金銭的安定の欠如、人間関係の緊張、そして旅行する公演芸術家として、根無し草の感覚、「見知らぬ者への親切」に頼る必要性です。

歌手を最良のかたちで応援するには、医師は彼らの生活をよく知らないといけません。歌手は、嗄声を訴えるためにやって来たのかもしれませんが、その背景には、大西洋を越える旅行をしたばかりで時差ボケがあるのかもしれません。最近の、出来の悪かった公演や、好意的でない批評からくるストレス、他の公演地で診てもらった善意の医師からの、体に充満するくらいの薬物投与（内服と注射）もあります。

どんな治療でも、歌手に安心感を与え、説得力のある治療を行わなければなりません。これには知識と経験が必要となります。そのため、声楽家を治

療する医師は、音楽、声のタイプ、レパートリーについて知っていなければいけません。この知識は、医学的アドバイスの効果を高めます。パフォーマーが生活のためにどのように心を砕いているのかを弁えてくれない医師と付き合うこと以上に、治療時に心の疎通（そしてプラセボ効果）を損なうものはないのです。

　公演が行われる現場をきちんと知っておくと、医療は良い効果をあげることができます。ある劇場（ホール）は、埃っぽくてカビ臭いです。ナイトクラブは、煙草の煙はなくても、エアコンが効きすぎ、ひどい騒音も出します。周囲の騒音が大きいと、歌手は、ノドを壊すほどの大きな声を使わざるを得なくなります。究極の声の反響器官は、咽頭ではなく劇場（ホール）であることを心に留めておかなければなりません。そして、これはパフォーマーがコントロールできないものなのです。

　ノドに障害をきたした歌手は、治療のためではなく、サポートを受けるためにも来ます。彼女あるいは彼は、医師からの注意あるいは電話なしに、演奏のキャンセルやリハーサルの予定を入れることに不安を抱いているのかもしれないのです。

　最後に、以下の点を強調しておきます。

　声の専門医は「2本の声帯を治療するのではありません」。また、「ノドに障害を持った歌手に対し、1つの公演から次の公演へとなんとか頑張るように仕向けてはなりません」。歌手、マネージャー、劇場の要求に届し「次の興行につなげるために」もう1回短期のステロイド薬を1クール与えることは容易です。安易であり、近視眼的でもあります。長い目で、全身的に診ることが必要で、このことが歌手を本当に救い、歌手の公演者としての能力が遂行できるように手助けすることになるのです。

＊1　Med probl perform Art 2009,24（1）: 3-9

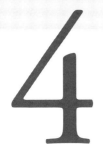

4 発声メカニズムの解剖と生理

　声に関係する解剖学的な器官を考えた時、私たちは普通、喉頭のことを思い浮かべます。英語とラテン語で larynx、くだけた言い方では voice box[*1] とも呼ばれる喉頭は、気管の上方に連なる非常に特殊な器官であり、発声または歌唱時に音の発生器としての働きをしています。しかしながら、喉頭の上下にある体の器官がなければ声は生じないということは同様に大切です。これらは口、口蓋、咽頭、下気道（気管、気管支、肺）だけでなく、腹部と骨盤も含みます。実際、声の生成過程において使われない体の部分はほとんどないと言ってもよいのです。

　すべての発声器官について考え、初めからすべての構成について理解していきましょう。

胸郭と腹部

　声のエネルギーは、肺からの呼気（吐く息）です。肺は胸郭の内側にあり、受動的に吸気で拡大し呼気で縮小します。胸郭はかなり固い骨組みからなり、底部にはしなやかな横隔膜があります。筋肉と繊維組織からできているこの薄い仕切りはドーム型で、凸状に上昇（胸部側）し、凹状に低下（腹部側）します（P42 図1、2）。

　横隔膜が収縮した時は平らになり、腹部の方へ引き下げられます。これにより胸郭内の圧が次第に減少し、腹圧を高める現象が起こります。胸郭が拡張し、胸腔内が陰圧になると（ボイルの法則）、気管を通して肺の中へ空気が流れ込んできます。つまり、私たちが息を吸う時、肺は空気でいっぱいになり、そしてたいてい腹部が突き出ます。腹式呼吸といわれるものです。

【図１】肺・横隔膜正面

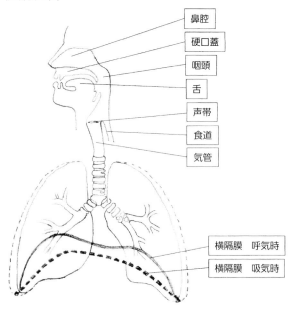

【図２】肺・横隔膜側面

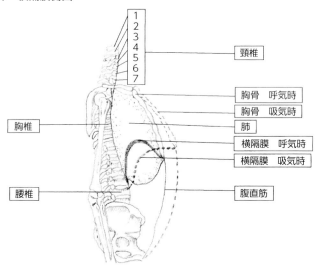

また、肋骨の上下運動でも胸郭の容積を増やすことができます。肋骨は脊椎と関節をなしていて、互いに小さな筋肉（肋間筋）により連結しています。肋骨は鎖骨と頚部の筋肉にも付着しているために、これらの筋肉を使うと、肋骨を少し動かせることもできます。この種の呼吸は胸式呼吸ですが、努力の割には効果が少ないため、一般に適切な発声技術としては使われません。俳優たちの呼吸技術を比較すると、ベテラン俳優は初心者の俳優よりも腹式呼吸を多く使い、呼吸を幅広くコントロールしています。

　腹部は声の生成においても重要な機能を担います。息を吸う時は、横隔膜が収縮して下がると腹腔に圧がかかり、腹部が突き出ます。腹壁の筋肉は、この圧力を受け入れて緩みます。安静時に息を吐く時（呼気）は受動的に行われ、収縮していた横隔膜が弛緩し、腹腔は上方へ拡大します。また、歌唱や芝居で声を出す時には、腹壁の筋肉（腹直筋と腹斜筋）は呼気時に収縮し横隔膜に対して腹腔を押し上げるように活動します。その結果、声門を通る空気は、注射器のピストンを押すようにコントロールされて排出されます。
　歌唱時の筋肉の活動を見ると、横隔膜は吸気時に収縮し、腹壁は呼気時に収縮します。横隔膜が重要視されるところは、収縮する（下がる）というただひとつの活動能力です。呼気時と声の生成時の横隔膜は収縮せず、ただ受動的な動きとなります[*2]。
　多くの歌手はこの事実に気づかずに、他のメカニズムを想像しています。呼吸のメカニズムについて尋ねた時、ある歌手は「肺に空気が入るから横隔膜が受動的に下がる」と答えました。多くの歌手が思い浮かべている吸気は、空気が入る、または空気が肺の中に落ちるという能動的なイメージです。これらのすべてのイメージは生理学的には間違いです。
　呼気時に横隔膜は弛緩し、収縮した腹腔により受動的に押し上げられます。声を支えているのは、横隔膜と腹筋なのです[*3]。

すべての筋肉の状態

　呼吸運動に直接関係しない、体の他の部分の筋（筋肉）活動も大切です。ある筋群（筋肉のグループ）が緊張すると、他のすべての筋群の緊張を高めることになり、これは身体を締め付け、過緊張となります。声の生成に効果的ではありません。首や背中の下方または四肢の筋肉が強く緊張した状態にあると、歌唱において直接使われる筋の緊張が高まります。すると発声に必要以上の力が加わり、効率も下がります。歌唱のある部分では、歌手は姿勢と動作を意識的にコントロールしています。しかし楽な音の時は、通常、反射的に筋肉の収縮と弛緩が行われます。

　Alexander（アレクサンダー法[*4]）と Feldenkrais（フェルデンクライス法[*5]）のようなテクニックは、姿勢と運動を意識することを身につけるのに役立ちます。

発声と歌唱

　母音の音は、気流が連続している時に作られます。子音は舌、歯、口唇、鼻などの様々な部分が介在し、気流を中断したりして作られます。歌唱の多くのパートは、長いフレーズから成り、母音を強調します。一方で、演説、朗読、会話は子音を強調します。例えば、イタリア語やフランス語で歌うのがロシア語やドイツ語よりも簡単だと考えられているのは、母音が目立つ言語だからです。

喉頭

　これまで、大方の興味は、喉頭が音の発生器である点に注がれてきました。喉頭は元来、発声器官として進化したのではなく、物を飲み込む際に気管や気管支（下気道）に誤嚥するのを防ぐための括約筋として進化しました。喉頭は3つの部分に分けられます。声帯（vocal cord もしくは vocal fold）と

呼ばれる「声門部」、声門の下方「声門下部」、声帯上方の構造「声門上部」です。

　喉頭を構成する主な組織は甲状軟骨と輪状軟骨です（P46 図 3）。喉頭の甲状軟骨は上からみると三角形の形をしています。2 つの面は硬い軟骨でつくられており、前方でくっつき、竜骨状になって突出しています。この竜骨状の先端上部の喉頭隆起は、アダムのリンゴ（喉ぼとけ）として突出していて触れることができます。甲状軟骨の両板は後側方に張り出し、後ろはオープンになっていて、固い輪状軟骨の上に位置しています。甲状軟骨は両側で輪状軟骨と関節をなしていて、上下に動き、騎士の兜の頬当て（面頬）に似ています。輪状軟骨は気管上端にあり、まさに輪の形をしていて、後方は平らで前方は丸くなっているのでまるで印章付き指輪のようです（P46 図 3）。

　輪状軟骨は、繊維組織によって第 1 気管軟骨に連結しており、強固でありながら多少の弾力性も持ちあわせています。

　すでに述べたように、喉頭は保護括約の機能があるということが大切です。唾液、食物、液体、その他摂取するものから肺を護ることは極めて大切です。

　喉頭には 3 つの括約部（締まるところ）があります。最下部の括約部は、輪状軟骨のすぐ上にある声帯です。声帯の薄く滑らかな筋肉と靭帯は粘膜で覆われ、前方は甲状軟骨前方の内側に付着。後方では披裂軟骨に声帯が付着しています（P47 図 5）。披裂軟骨は小さな水差しの形をしていて、平らな輪状軟骨板の上の両側に載っています（P46 図 4）。これらは繊細な筋肉によってコントロールされていて、2 つの披裂軟骨は回旋しながら開閉運動をしたり、互いに近接したりする運動をします（P47 図 5、6、P48 図 7）。

　左右の声帯の間の隙間は「声門」と呼ばれ、二等辺三角形に見えます。左右の声帯の長さは等しく、その底辺は披裂軟骨の間にある筋肉と軟部組織です（巻末口絵写真 1）。三角形の頂点の前交連は甲状軟骨の内側表面に付着しています。披裂軟骨が外転すると三角の底辺は長くなり、気道が開きます。披裂軟骨が内転すると三角形の底辺は短くなります。さらに披裂軟骨が内転

【図3】喉頭の前面・側面

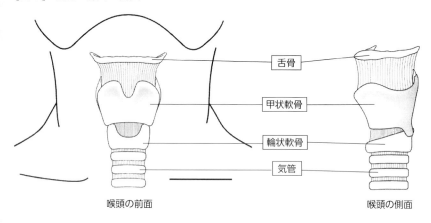

喉頭の前面　　　　　　　　　　　　　　　喉頭の側面

【図4】喉頭を裏側から・斜め後方から見る

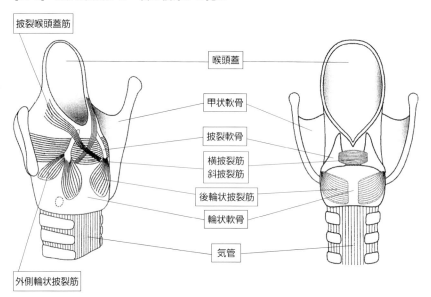

喉頭を斜め後方から見る。
左側甲状軟骨の後部を除去してある。

喉頭を裏側から見る。

【図5】声門を開くとき

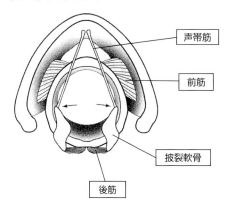

披裂軟骨に付いている後筋が収縮すると披裂軟骨が回転して声門が開く。

【図6】声門を閉じるとき、ささやき声

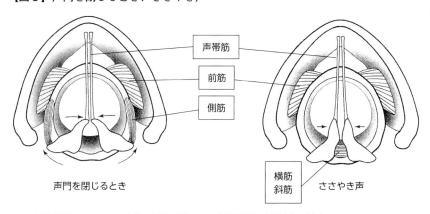

1. 声門を閉じるときは、声帯の緊張が起こり、披裂軟骨の声帯突起が内転する。
2. ささやき声は、両披裂軟骨の間にある横筋と斜筋を軽く収縮させている。両披裂軟骨は内側へ移動して両声帯は正中に近接するが、声門は完全には閉じていない。

すると（これに付着している声帯が閉じます）、気道は狭くなり、そして完全に閉鎖します。発声する際には声帯が内転位をとるわけですが、これについては後述します（P47 図5、6）。

声帯の上方に仮声帯という広い粘膜のヒダがあります。その名前のとおり、発声において仮声帯は真のヒダに見えますが、通常の発声では使われません。仮声帯は披裂軟骨に付着しているだけではなく、若干の筋肉を含むために収縮することができます。発声において細かい調整を行うのは声帯ですが、仮声帯は声帯とともに閉じて気道を保護する役割を果たしているのです。つまり、仮声帯は肺を保護するための2番目の括約部なのです。声帯と仮声帯の間にはくぼみがあります。これらは小さなポケットで、喉頭室と呼びます。喉頭室には、特に前方の陥凹した部分に声帯を潤滑する粘液分泌腺があります。一部の動物（蛙、類人猿、猿）は、この喉頭室を膨らませて共鳴器として使います。

3番目の喉頭括約部は、最も高い所にある喉頭蓋です（P46 図4）。この花

【図7】内喉頭筋

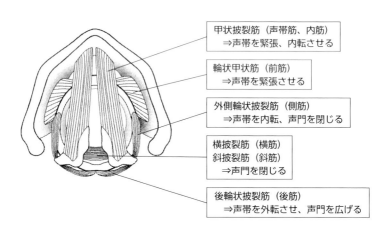

びらの形をした軟骨の底部は、甲状軟骨の内表面に付着していて、花びら状の丸い部分は舌根部に向かって突出しています。喉頭蓋の両側は粘膜と筋繊維によって披裂軟骨の先端後方と下方へつながっています。これらのヒダ(披裂喉頭蓋ヒダ)は前方では喉頭蓋に、後方では披裂軟骨に沿って気道を取り囲んでいて、嚥下時には、喉頭蓋の先端は箱の蓋のように後方へ倒れます。披裂喉頭蓋ヒダと披裂軟骨は気道の中心に向かって引っ張られ、喉頭の上部を閉じます。このメカニズムによって、気道を保護するだけではなく、喉頭蓋の両側に通路が開き、飲み込んだ食べ物は喉頭をめぐって下方に移動し、輪状軟骨の後方から食道へ入るようになります。

　嚥下時におけるこれら括約筋の保護の仕組み同様に大切なことは、喉頭とこれについている気管の全体は上方へ滑らかに力強く動くことです。この喉頭を引き上げる動きによって、喉頭は舌根後方へ近づき、喉頭蓋の下に押し込まれます。

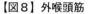

【図8】外喉頭筋

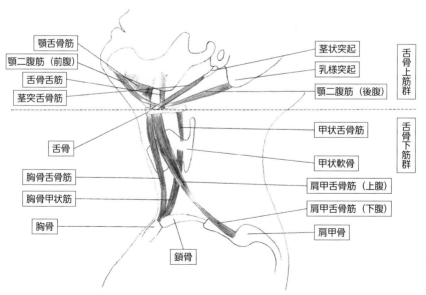

Part Ⅱ　歌手が抱える声の問題と発声のメカニズム・生理

　舌骨と下顎骨から喉頭をぶら下げている筋肉群により、喉頭を挙上することができます（P49図8）。嚥下後、喉頭は安静時の位置である後下方に移動します。気道保護がより大切なことは忘れてはなりませんが、喉頭を下げる筋肉は上げる筋肉ほどの力強さはありません。これはワニの顎を閉める筋肉が開ける筋肉よりも強いことと少々似ています。この事実が重要なことは、訓練されていない歌手や俳優では、発声時の筋肉の緊張が強いということからも明白です。喉頭挙上筋（舌骨上筋群）の力が喉頭下降筋（舌骨下筋群）よりも増していると、訓練されていない歌手ではしばしば高い喉頭の位置で歌うことになります。これは、外喉頭筋と内喉頭筋の両方が過度に緊張すると、弱い筋肉よりも強い筋肉が優勢になることが原因なのです。

　喉頭については、これまで括約装置として扱って述べてきました。嚥下時は喉頭が舌後方まで挙上して3つの弁、つまり声帯、仮声帯、声門上の構造がすべて同時に閉じるので下気道は保護されます。下気道の保護器官でもあるこの喉頭は、声をどのようにして作るのでしょうか？　既述のとおり、喉頭は開けたり閉じたりできる器官です。声帯が開いている時（P47図5）、呼吸の際の空気は肺に自由に流れています。声帯が閉じている時には、気道を保護し、喉頭の後方では食物と液体が食道へ送られます。この閉鎖はたいてい瞬間的、反射的で、嚥下と同時です。また随意に喉頭を閉鎖することもできます。この状態では、声帯は閉じていて、腹部臓器と横隔膜が上昇することにより下気道の圧が上昇します。閉じられた声帯に対して圧をかけること（バルサルバ法*6)）は、物を持ち上げたり、いきむ行為の手助けとなります。

　声帯が閉じている間、声門下の圧は上昇しています。声門下圧が、内転した声帯の閉鎖する力よりも高い時、声帯は押し開かれ、喉頭を通って空気が流れます。発声は声門閉鎖力と声門下圧のバランスで成立します。これらのバランスはとても密接で、空気が声帯を押し開くと声門下圧は低くなり、声帯はすぐに閉鎖位置に戻ります。声門下圧が再び上がれば声帯は開きます。ごくわずかの呼気流が声帯を振動させ、この経過を繰り返します。声帯は硬

い葦のようなものではなく、トランペッターの唇に似ていて、筋肉の緊張によって声帯を閉じ、開閉をすばやく行いブザー音（喉頭原音）を作っています。このようにして声は作られます。声帯振動の周波数によって、音の高さは決まってきます。

　この現象はスピーチ、歌唱、他の発声でも同じです。主な違いは、スピーチはたいてい一時的な音の連続ですが、歌唱はさらに長く持続して発声するという点です。

　声帯は1秒間に数百回振動しなければなりませんが、これが声の高さの値を表しています。声帯は層構造をしていることによって、特に、とても速くて細かい動きに適しています。声帯の中身（ボディ）は甲状披裂筋（声帯筋）で、これは後方で披裂軟骨、前方で甲状軟骨の内表面に付着しています。この筋肉は活発に収縮、弛緩して、付着する軟骨が動くと受動的に伸びることができます（P48図7）。声帯の筋肉はやや太めで、もちろん速く瞬間的に振動することはできないのですが、声帯の表層（カバー）は粘膜の薄い層で覆われているので、速く瞬間的に振動することができるのです。

　声帯の基礎をなす筋肉や靭帯を覆う粘膜は、滑らかかつ自由に動かなければなりません。この層の下に、ゼリー質の微細な層（ラインケ層）があるので、粘膜は空気の流れに反応して自由かつ滑らかに動くことができ、一方、声帯筋はその位置を保っているのです。速く、規則的な呼気塊の噴出は（場合によっては1000回以上／秒）、粘膜のカバーに波のうねりのような動きを引き起こします。ヒダは呼気により開き、次に閉じ、再び開きます。左右の声帯の辺縁が閉じるのは2つの力によります。1つは、呼気が声門から出てくると声門下圧は一時的に低下し、喉頭の筋肉の力は一時的に強くなり声帯が閉じます。もう1つは、左右の声帯の辺縁の間を通る速い呼気はベンチュリ効果[7]を生じ、それによって自由に動く辺縁が互いに近づき引き寄せられ、声帯が閉じます。声門が閉じると、声門下圧は再び上昇し声帯が開きます。このサイクルが繰り返されます。これは速すぎて肉眼で識別することはできませんが、ハイスピードカメラまたはストロボスコピーにより視覚化もできます（巻末口絵写真1動画）。

Part II　歌手が抱える声の問題と発声のメカニズム・生理

　声帯の筋肉のコントロールは複雑で、いくつかの筋肉のグループが繊細な
共同運動をします。これらは外喉頭筋と内喉頭筋に分類されています。外喉
頭筋は喉頭と舌骨と胸骨のような、近くの支持構造物に付着しています（P49
図8）。一方、内喉頭筋（P48 図7）は喉頭内部に付着しています。すべての
声域を生成するのに、いろいろな筋肉のグループが使われます。低音域は胸
声といい、本来、声帯と披裂部の筋肉の緊張によって決まります。高音また
は頭声は、輪状甲状筋によりコントロールされますが、甲状軟骨を前方へ傾
けると声帯が薄く伸び張力が増します（下図9）。筋肉活動の1つの方法か
ら別な方法に移る変わり目（胸声から頭声）は少し慎重に、滑らかに行いま
す。この音の変換は break または passaggio（パッサッジョ）と呼ばれますが、
たいてい真ん中のド（C4）より、その上のミ（E4）－ファ（F4）にあります。
ベルカント唱法において声区の滑らかな移行は学ばなければならい技術で
す。声において自然な break は筋肉活動の変化を反映するため、ヨーデルで
みられるように、その筋活動の変化の効果が強調されることもあります。
　逆説的になりますが、喉頭の発声運動は保護作用の運動とは異なります。

【図9】輪状甲状筋収縮

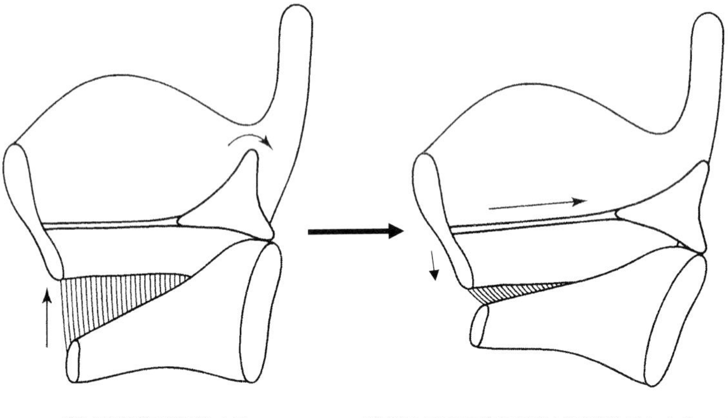

輪状甲状筋が収縮する。

輪状軟骨弓の前の部分が甲状軟骨に向かって引き
上げられ、甲状軟骨は前下方に引き下げられる。
すると声帯は前後方向に引っ張られ緊張する。

良い発声のためには喉頭を下げなければならず、上げてはいけません。声門上腔は開いたままに、声帯を近接させるだけです。声帯が反射的に開閉する中でむしろ締め付けられますが、声を出すために歌手は高度な感覚とコントロールで声帯を閉じなければならず、肺から押し出された空気の圧に逆らって声門閉鎖のバランスをとっています。喉頭の視点から見ると、良い歌唱とは、むしろ不自然な機能なのです！

喉頭声門上部と咽頭

ここまで、声のエネルギーの源（肺）と音の生成器（喉頭）についてみてきました。しかし、いろいろ考えてみると、言葉や歌声の産生の要素として最も大切なのは、喉頭より上の構造です。

声帯レベルでの声は喉頭原音と呼ばれ、ヤギの鳴き声あるいはブザーのような音です。それは不快で、音楽的ではありません。声は、声道の声門上部で真の質（声色、表現）を獲得し、外界に放射されます。声門上部には、咽頭と口腔などの様々な部分が含まれます。

声門上部には、仮声帯、喉頭室、披裂喉頭蓋ヒダ、喉頭蓋が含まれます。これらの上方は咽頭で、口の後方に直接繋がっている部分（口腔咽頭または中咽頭）、この上方で口蓋と鼻腔の後方にある部分（鼻咽頭または上咽頭）、口腔咽頭と喉頭の間（下咽頭）の3つの部分に分けられます。

上咽頭と中咽頭は軟口蓋で、中咽頭と下咽頭は喉頭蓋の部分で区分されます。声門から発せられる生の声はブザーのような音ですが、その振動は呼気の流れによってコントロールでき、出てくる音はいろいろな振動音、いろいろな強さを持つ音を含んでいます。これらの音は、共鳴腔として機能している声門上部で整えられます。

空気を含む腔はすべて、共鳴腔となり得、その容積量により周波数が変わってきます。腔の共鳴周波数は、腔のサイズと音波の波長によって決まります。音とその腔の波長が単純な比率の時、空気は振動し、腔も共鳴します。共鳴には振動を増幅する効果があり、その結果、元の音よりも大きくなりま

す。喉頭で発せられたブザーのような聞き苦しい音は、声門上部を通って純化された強い声になります。

　もし、これらの腔が固定した壁の箱であったら、特定の周波数だけが簡単に増幅し、まるでバルブのないラッパのようだったでしょう。しかし、声門上部の共鳴器官の壁は動きます。喉頭の声門上部（仮声帯、喉頭室、披裂喉頭蓋ヒダ、喉頭蓋）は、開いたり閉じたりします。下咽頭では喉頭の位置が下がったり上がったりすることで、声道の長さが変わります。咽頭側壁（梨状窩）を狭めたり、広げたりすることで形態が変わります。また口腔では舌を動かして形を変えています。そのようにして口腔内の形態は高度に調整されます。声道の形態を変える効果は、スライドの長さを調整することで全音階を鳴らすことができるトロンボーン演奏に似ています。

　歌手は声門上部の各器官のサイズ、形、位置を調節して声色を変化させ、声域を広げることができます。様々な喉頭筋を使うことと声門上部の共鳴器官を変化させることにより、可能な人であれば5オクターブ——例えば、真ん中のド（C4）から下へ2オクターブ半、上へ2オクターブ半の声が出せます。もちろん個々の声は、各人のもつ発声機構の体の造りにより決定されます。バスはテノールの音域を歌えませんし、大多数のソプラノはアルトの音域を歌えません。

┃ 鼻、口、舌、口蓋

　ノドの下方から上がってきた音は、上部の共鳴腔（咽頭、鼻腔、口腔を含む）を通ります。副鼻腔は重要な共鳴腔と思われていることがありますが、声における実際の効果はよくわかっていません。副鼻腔の手術を受けた歌手の声は変わりませんが、音をどこで感じるかといった知覚は変わります。

　喉頭原音は口腔において加工されます。口の中で最も動く部分は舌で、これにより口腔の音響特性はかなり影響されるために、歌手は舌を平らにして口腔の容積を最大にすることを習得するのです。軟口蓋を上げる動きには同様の効果があり、音が口腔の方に集中して通り、鼻から漏れる空気を少なく

します。動きやすく精妙にコントロールされる口蓋は極めて重要です。扁桃肥大や、適切でない扁桃摘出術が行われた際の傷跡などによる軟口蓋挙上の障害は、この点からも問題になります。構音については、子音は唇、舌先端、歯、鼻腔が最も大切です。喉頭での構音は、時に特別な効果を生むと思われますが、しかし長く使うと有害であり、避けるべきです。

声の音響的要素

　声の性質は複雑な現象です。これは耳で一番聴き取ることができるのであって、生理的パラメーターの理解が、声の生成をよく理解する際に必要です。

　声の強さは声帯振動の振幅と呼気圧によって決まります。共鳴腔のサイズ、形、位置もまた声の強さにおいて大切な役割を担います。一番大きな声でさえ、「オペラ的な声の鳴り[*8]」と呼ばれる特別な声の質がなければ、オーケストラによってかき消されてしまいます。「オペラ的な声の鳴り」とは2800〜3400Hz の音域の倍音に相当します（これは喉頭付近の状態の変化で作られると考えられています）。

　声の高さは声帯振動の周波数によって決まりますが、これは主に声帯の振動する部分の長さ、厚さ、幅、張力によって決まります。歌手が腫れた声帯で歌わなければならない時、声を押し出す傾向になり、故意ではないのにピッチが上がります。このように筋力で声門を閉じて、呼気圧が増えるとピッチが上がり気味になる現象は、声帯緊張の調整によりたいてい簡単に補正できます。

　声の音色は倍音の相対的な強まりによって変化します。喉頭原音の倍音は一連の共鳴腔（特に咽頭と口腔）の壁の各個人固有の形、大きさ、硬さによって選択的に増幅されます。咽頭炎の患者は、咽頭壁が浮腫状になり、支えている筋肉も炎症を起こしているために声の質が変わることに気づくでしょう。また、声帯に結節がある場合は、2つの音が同時に生成されて聞こえることがあります（二重音声、diplophonia）。これは、結節部が互いに近づくと、2つの自由振動をする声帯縁をもつ音源となるからです。この現象は、

Part II 歌手が抱える声の問題と発声のメカニズム・生理

ヴァイオリンで軽く弦に触れて作るフラジオレットに似ています。

歌手によって出された声は常に聴覚と固有知覚でモニターされています。もちろん、歌手もその声を聴いているのですが、それは2つの方法で聴いています。口から出た音を耳で聴き（気導）、ノドから出た音を頚部と骨の組織を通して直接内耳でも聴いています（骨導）。加えて、神経終末によって組織の振動は認識されますが、これは聴覚ではなく知覚です。このメカニズムは固有知覚と呼ばれ、知覚する箇所は、どのようにしてその声が作られるかによって決まってきます。発声が変わると、声道の異なる部分がそれぞれにおいて最大限に振動し、それを感じているのです。例えば「マスク（仮面）をつけた顔の辺りが振動して歌っている」というような感覚を生じさせます。歌手は音が自分の体のどこに響いても「特定」でき、胸骨から頭のてっぺんまで、固有知覚を使ってわかるのです。

まとめると、歌うことはとても複雑で、常に神経筋肉運動の変化が起こります。声は肺がエンジンです。呼気は異なる周波数（声の高さ）を生み出す声帯の振動とつり合うようにバランスをとっています。喉頭から出る音は咽頭、口蓋、口により修飾され、きれいな音や言葉になり、放出されます。音が作られると常にモニターされ、実際に生成される声は歌手の音楽的解釈によって求められた音になっていきます。

発声行為の活動の様々な個々の部分はコンサートではほとんどは無意識のうちに、反射運動のように行われています。声のプロの仕事のひとつは意識的に自覚を深め、目的を持ち、コントロールして歌う行為をすることです。例えば、口蓋を上げて、舌を平らにし、喉頭を下げて歌うことは、訓練されていない学生にはできません。しかし、プロの歌手ではない人でも、どんなジャンルの歌の人であっても、喉頭を意識的にコントロールできます。心身一体的なアプローチをせずに、行きすぎた解剖学的な分析を行うことは逆効果になります。理想的なアプローチに求められるのは、実際に歌ったりする経験から実践的に解剖学と生理学を理解することであり、美的で音楽的な解釈から導かれることなのです。

56

＊1 声を出す箱の意。一般的にはこの voice box が用いられる。larynx はアメリカで
　も高等教育を受けた人でないと使わない。

＊2 違う意見もあり、発声の初期は息がすぐ出て行かないようにブレーキをかける働
　きをすると考えられている。

＊3 腹筋だけでなく骨盤周辺筋、背筋、側筋、斜角筋、外頸筋、その他の躯幹筋、四
　肢筋など全身の筋肉を総動員して呼気の持続を助ける。

＊4 俳優 F. M. Alexander（1869 〜 1955）によって考案された身体訓練による呼吸法。

＊5 物理学者 M. Feldenkrais（1904 〜 1984）によって考案された身体訓練による呼
　吸法。

＊6 鼻翼をつまんで両鼻腔を閉じ、かつ口を閉じて強い呼気努力を行う。バルサルバ
　法によって胸郭を固定できる。

＊7 日本ではベルヌーイ効果と呼ぶことが多い。

＊8 原書文中の The 'ring' of the operatic voice は、一般的には singing formant と呼
　ばれているもの〈Sundberg が報告〉。歌手の声が、オーケストラの音に埋もれず
　によく聴こえてくるのはこの性質のため。

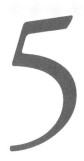

5 喉頭と声の発達

出生時から始まっている変化

　出生時、甲状軟骨と舌骨は軟骨性で、互いに癒合しています。その後、それらは分離してゆっくりとした経過で骨化（軟骨が骨へと変化する）していきます。2歳までに、舌骨は骨化が始まります。甲状軟骨と輪状軟骨は20代前半に骨化が始まります。披裂軟骨の骨化は遅くて30代です。65歳ぐらいになると普通は、喉頭の骨格のほぼ全体が骨化しています。この骨化する経過は硝子軟骨でできている甲状軟骨、輪状軟骨、披裂軟骨も含まれます。一方、喉頭蓋と、付属している細かい軟骨は硝子軟骨ではなくて弾性軟骨で、柔らかいままです。

　一般に、骨化の開始が後で起こってくるのですが、女性では範囲が少なく、骨化の全過程を終えるかどうかは個人差があります。この骨化の経過は成長の一部であり、普通は声に影響しません。

　子供の喉頭蓋はオメガ（Ω）型で肥厚していて、思春期までは正常な大人のものとは外形が異なります。出生時、喉頭の男女差はほとんどありません。思春期まではわずかな差ですが、思春期に男性の喉頭は急速に大きくなり、男女間の違いが顕著となります。出生時の喉頭は第3〜4頚椎の高さに位置しますが、5歳までに第5頚椎のレベルに下がります（右図10）。喉頭は徐々に下がり続け、15〜20歳頃になると第6〜7頚椎の高さに位置します。喉頭は生涯にわたって下がり続け、その結果、声道の長さと周囲との関係が変化し、声は低くなる傾向にあります。乳児の声帯粘膜の振動する部分は、軟骨質または振動しない部分と同じ長さですが、成人までには、膜性の部分は声帯の長さの約3分の2になります。

【図10】頸椎と咽頭の位置

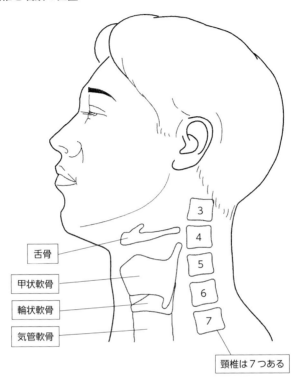

　乳児の声帯はわずか6～8mmですが、成人女性は12～17mm、成人男性は17～23mmと長くなります。この期間には、喉頭の外観も同時に発育します。出生時の声の基本周波数は約440～500Hzです（ピアノの真ん中のドの上のラ（A4）～シ（B4）の高さあたり）。子供が成長するにつれ主たる話し言葉の音の高さ（平均基本周波数）は下がり、8歳の周波数は約275Hz（D4）です。思春期までは、男性と女性の喉頭はほぼ同じ大きさで、子供がつくり出す一番高い音と低い音の音域（生理的周波数[*1]）はある程度一定に保たれていますが、成長とともに、生理的声域の範囲の中で音楽性のある音をつくり出せる音域が広がります。耳鼻咽喉科医であるサタロフは小

児期の重要な発達の変化は、絶対的な音域の幅（約2オクターブであり続けます）の変化ではなく、効率、調節、音質の変化であると指摘しました。若者の声の訓練において、この原則を認識しておくことは極めて重要です。極端に音域を広げることを意図して早期に過大な訓練をするよりも、自然の経過に任せた方がよいのです。若い頃に声帯に損傷が続くと、その時期を越えても音声障害が続くことがしばしば見られます。

思春期の変化

　思春期は、急速な成長に伴い、声に著しい変化をもたらします。一般的に声は深くなり、より響くように成長します。これらの変化はいくつかの要因（呼吸容量と筋肉の増大、喉頭下垂）の結果ですが、一番大切なのは、喉頭自体の解剖学的、生理学的変化に関係しているということです。

　思春期に入る年齢は、人種、遺伝、栄養状態によって大きく異なります。温暖な気候の地域よりも北半球の寒い地域の方が思春期が遅く訪れる傾向があり、一般的に50年前よりも低年齢化しています。北アメリカでは、思春期は女性では8歳〜15歳、男性は9歳6カ月〜14歳の間に起こります。この思春期による変化は、女性は12歳〜16歳6カ月、男性は13歳6カ月〜18歳でたいてい完了します。

　変声期は喉頭の急速かつ重要な変化によりもたらされますが、同時に他の二次性徴の発達も起こります。声帯の長さは女性では1〜3.5mm、男性は4〜6mm長くなります。男性の甲状隆起（アダムのリンゴ、喉ぼとけ）はさらに鋭角になり（約90°）、青春期に男性の喉頭は突き出るようになります。頚部においては、喉頭が下がることにより喉頭隆起が目立つようになります。女性の喉頭隆起の角度は約120°で、比較的小さく、高い声のままであり、アダムのリンゴ（喉ぼとけ）の突出はほとんどありません。

　変声期には基本周波数が変化し、一時的に不安定となり、子供の高い周波数と大人の低い周波数（多くは1オクターブ低い）の間のピッチのゆらぎが起き、制御できません。この裏声の出現（声の翻転）は、変声あるいは変声

期ファルセットと呼ばれます。思春期には男性の声はかなり下がり、18歳時の基本周波数の平均値は約130Hzとなる一方、女性の声はそれほど低くならず、変声期が完了した時でもおよそ平均220～225Hzです。一般的に、変声期は男女とも15歳までに完了しますが、一部の男性には大人になっても変声ファルセットが持続することがあり、ヨーデル様の声が残ります（思春期音声）。

　思春期が完了すると、男性の声域の一番低いところはおおよそ1オクターブ低くなりますが、一方高い声の上限は6度下がります。少年の声から発育し、どのような大人の声のタイプになっていくかの関連性について、明らかな結論はありません。ボーイ・ソプラノの多くはバリトンまたはバスになりますが、少年合唱のアルトはしばしばテノールになります。エンリコ・カルーソー（高名なテナー歌手）は、教会の聖歌隊でアルトのパートを歌っていました。

　他の喉頭の変化は男女共通です。喉頭蓋は大きく、平らに長くなり、喉頭粘膜は厚く、強くなります。扁桃、アデノイドなどのリンパ組織の容積は、著しく縮小し、頚部は長くなります。これらの声門上部の変化は共鳴、倍音の範囲や声の放射に影響します。胸部が広がると肺活量と声量が増えます。たいていの男性は胸部がより拡大するため、肺活量が増えます。

声のトレーニングと若年者の喉頭

　子供の喉頭は大人より小さいため、子供の一般的な声域は大人より高いです。子供は声門上の共鳴腔が小さいために、大人に比べて声は声量がなく、声質も薄っぺらいです。

　子供の筋肉はとても繊細で粘膜が脆弱なので、声は常に変化しています。子供に日常的に声を乱用させたり、特にベルティング[*2]やロックスターの真似を長時間させると声が著しく傷ついてしまいます。子供がサマーキャンプの上演でブロードウェイまたはウエスト・エンド[*3]の歌を歌い始めたり、ラジオから流れてくるマイクで強められた大きな声を真似ると、声を壊す結

果になります。

　歌を歌おうとする子供の両親は、声のレッスンにはまだ幼すぎる、自然に歌うことができるようになるはずだ、と言われることがありますが、これは悪い忠告です。面倒見がよく知識が豊富な先生がいて、子供が興味を持ち、やる気があるのなら、すぐに訓練を始めるのが合理的です。両親は声の教師と歌唱のコーチを区別しなければなりません。子供には、特定の歌唱をする指導者よりも、歌の技術の基礎を学ぶための先生が必要なのです。

　初期のトレーニングは、呼吸法や有害な練習を避けることをほとんど教えてくれない傾向があります。これは残念なことで、ゆっくりと段階を踏んで穏やかに育成するのではなく、若い人に声帯を締め付けて、ノドで押し出すような発声や不適当な技術の助言を行うと、歌うための筋肉が正しく発達せず、発声上の問題を生じさせることがあります。一度不適切な発声が身について技術をおろそかにしてしまうと、その悪い習慣をなくして良い発声を学習するのは2倍難しくなるでしょう。

　ミュージカルの舞台で子供にとって負担となるパフォーマンスが毎晩続くと、声の乱用が原因となり病的変化を起こしてしまいます。これは特に大声で叫ぶようなミュージカル（「アニー」「オリバー！」など）がそうです。歌声に音色をつけるには技術が必要です。声を大きくしたり、声を通るようにしたりすることは、場合によっては有害になることもあります。ですから、多くの子供を指導するプロデューサーは、役を一人に固定してしまうと、その子供が声のトラブルに陥ることがあるので、ひとつの役を何人かで交代させていますが、賢明な方法です。

　クラシックの先生は子供たちの声の限界をよく知っていますが、レパートリーの誤りは問題となります。聖歌隊の熱心な指導者が、思春期の始まりにボーイ・ソプラノやアルトの高音部を続けて発声させると有害です。

　18〜19歳未満の男子、17歳未満の女子は、本格的に声楽の勉強を始めるべきではありません。しかし、若い歌手の本当の声のタイプは数年かけても明らかにならないこともあります。聖歌隊でテノールのパートを歌ってき

た若い男性が実はバリトンだったということもあり得ます。

　いかなる場合でも、そのようなクラス分けはひとつの目安とみるべきで人為的なものです。本物の深いバス（バッソ・プロフォンド）や高いテノール、低いアルトは非常に稀です。大部分の人の声は中音域にあります。しかし、とても高い声やとても低い声には特別な称賛と給料が与えられるため、音域を広げたくなります。多くのバリトンはテノールのふりをして声をつぶしたり、多くのメゾソプラノがソプラノの範囲まで歌ったりしますが、声に悪いことに気づくのが遅すぎます。自然な声域を軽んじると損害を受けます。最も有名なコントラルトの何人かは実際はメゾソプラノで、早くから声が悪化してしまったことは声域を越えて歌ったための悲しい出来事です。ドラマティック・ヴォイスとリリック・ヴォイスでは声のタイプも歌手の個性も異なります。

　若い歌手の最初の指導者の選択はとても大切です。素晴らしい歌手は、自分のテクニックを生徒に強制しようとする、まずい指導者になりがちです。偉大な歌手の多くは天性の才能を持ちあわせ、生徒が直面する技術的な問題を経験したことがありません。そのようなアーティストはいろいろな教育方法や生きた情報を言葉にする能力が欠けています。最高の指導者が素晴らしい演奏経歴があるとは限らないのです。

　生徒はまた、熟達した門下生だけを教える先生には気をつけなければなりません。良い先生は多くの異なった才能の生徒を成功させています。

　若い歌手の禁煙や、アルコールの量を最小限にすることはとても大切です。また、初めのうちは中音域で声をコントロールする勉強をすべきで、高音を試すことを避けます。19 〜 20 歳になるまでは公演での歌唱はなるべく控えた方がよいでしょう。18 歳までに十分に熟練している生徒もいる一方、21 〜 22 歳になってもある程度の成熟がみられない生徒もいるように、明らかに個人差はあります。声は成長するものであり、どのように声をコントロールするかをわかるようにしなければなりません。

　歌手は最も適切な声種（ソプラノ、テノール、etc.）を使うことを教わら

なければ、後に声の問題が出てくるかもしれません。練習なしにスイスイと高音が出せれば、声域が極端で声種は限定されるはずです。歌手によっては声種がはっきりせず、何年も明らかにならないことがあります。最初のトラブルはたいてい高音を出し続けていると発生します。そして、声区の変わる所（喚声点、パッサッジョ）で困難を生じます。

　若い歌手たちは彼らの声の年齢よりも年上の声を出そうとしますが、これは危険な傾向で、声の機能障害を引き起こすことがあります。小さくて軽い美しい声は徐々に成長していくべきで、重いドラマティックな役をして声を壊すべきではありません。営利市場のポピュラーソングのボーカルの大多数は、アンプを使って人工的に造られるので、マイクなしでは小さくて不安定な声になるでしょう。

　ゆるやかに成長しても、それぞれの声には固有の強さがあり、生まれつきの解剖学的な制限があります。これらの性質の発見と発育は教師の仕事で、若い生徒たちが学び始める時にこれ以上大切なことはありません。

*1　日本では生理的声域と呼ばれている。
*2　ベルティング（belting）は高音域の f も胸声で発声する歌唱法。
*3　ロンドン西部の劇場街。

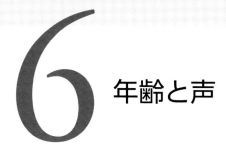

6 年齢と声

喉頭の加齢による変化

　加齢は徐々に、かつ生涯にわたって喉頭の構造と機能に変化をもたらします。加齢の効果としては、声の成熟ということがあります。声を使うアーティストは、意識的または無意識的にも加齢による声の変化に対応していくことで、声が成熟するのです。

　声の加齢的変化を、医学的な専門用語では「老人性（加齢性）音声衰弱症」といい、いくつかの特色があります。
　人として避けがたい、非可逆的な「老化」に伴う老人の声は、力と響きを失ってしまいます。さらに特徴として声の高さの変化が起きますが、それは男性よりも女性の方が顕著です。基本周波数（普段の声の高さ）の平均は、女性では20〜30代が大体225Hzなのに対し、80〜90代では195Hzと低下します。

　男性では、50歳ぐらいまでは話し声の高さがやや低下していきますが、50代以降では少し声が高くなります。これは声帯の体積が減ることと、声帯の弾力性が低下するためです。
　声の質の変化には、ピッチの上昇、声がやせ細ること、リード楽器のような甲高い音になること、気息性（息もれ声）になる、などが含まれます。女性では、声の質の変化は男性ほど顕著ではありません。
　男性の中には、ピッチの変化に対処しようとして、かえって耳障りな声になったり、ボーカルフライ［断続的な呼気によるブツブツとした声］のようなタ

イプの声になる人もいます。声が疲れやすくなり、それにより発声のための努力がさらに増します。気息性の息漏れ声がはっきり聞こえる人、またボーカルフライ音の人は、発声持続時間が短縮します。

それらの声の人は声帯が萎縮し、声帯が弓状に変化していることが多く、間接喉頭鏡で観察することができます（巻末口絵写真2）。弓状変化をしている人でも、高音の発声をして声帯が伸展すると、弓状変化が目立たなくなり、発声障害が少なくなります。こういう患者は高い声で話そうと努めます。声が高くなるのには、声帯にかかわる筋肉の張力の増大、頭声における声帯伸展など、いくつかの因子が関係します。これらは、輪状甲状筋が収縮し、甲状軟骨が前方に傾くことにより生じるのです。

加齢とともに一般的には声帯の筋肉量が減少し、筋肉の柔軟性や細やかなコントロール機能を失います。いくつかのケースでは、細やかなコントロール機能の悪化は、震戦（震え）によってさらに悪化します。この震戦は本態性または脳の変性疾患（パーキンソン病、小脳変性症など）によって起こります。パーキンソン病の患者は、この震え、声が小さくなること、声の高さの変化などが組み合わさった特徴的な声となります。また、関節の病気（特に関節リウマチ）は喉頭の関節が硬くなるので、喉頭の軟骨の動きが制限されます。

女性ホルモン減少による変化

閉経を迎えた女性の歌手は、エストロゲンが不足するので声道の筋肉と粘膜に変化が生じます。口腔、眼、生殖器は乾燥し、筋肉が薄くなり萎縮が生じますが、これと同じことが喉頭にも起きます。声に現れる変化を和らげるためにホルモン補充療法が用いられることがありますが、この療法に関しては15章で触れます。

最も生理学的なのは、エストロゲンとプロゲステロンを使う方法で、用量は血中のホルモン値でモニターされます。閉経後のホルモン補充療法に関しては、異なる意見の文献もあり、いくつかの研究では、心血管障害や脳血管

障害にかかる可能性が増すと述べられています。

　ホルモン補充療法に関しては、いくつか代替の選択肢があります。例えば植物性エストロゲンが多く含まれる大豆を食べる、低用量のエストロゲンを使用する方法などです。どの治療法を用いるかは、閉経を迎え苦しんでいるパフォーマーに親身になってくれる婦人科医と相談するとよいでしょう。

　時にエストロゲンとアンドロゲン（男性ホルモン）の混合薬が、内分泌科医（または産婦人科医）によって、月経困難症や避妊のために処方されることがあります。純粋なアンドロゲンが、乳がんの治療として投与されることもあります。これらの男性ホルモン剤は声を低くし、声に暗めの音色を与えます。女性の歌手はこれらの男性ホルモン剤が不可逆的な変化を声に生じさせることをよく認識しておくことが大切です。

筋肉の張力不足による変化

　加齢による筋肉の張力不足は、全身のエクササイズをすることで回避することができます。全身の体力増強運動で、逆によくなります。腕立て伏せ、ウェイトリフティング、ジョギングなどは避けるべきですが、早歩き、水泳、エアロビクスは適しています。喉頭の筋肉そのものを鍛えるわけではありませんが、頚部、背部、胸部、腹部などの筋肉を増強し、発声の助けが得られるからです。

　さらに加えて、運動は脳や発声の諸器官を含む各器官への血液循環を向上させます。高齢者では肺の弾性が失われ、胸郭が硬くなり腹筋量も悪化していくので、それらを補うことができるのです。

　歌手の全身状態は、息切れせずに階段を急いで上がるということができるぐらいでなければ、負担のかかるコンサートやリサイタル、オペラなどをやり通す体力がないものと思われます。声の力の源が減れば、代償的に頚部や舌を過剰に使うことになり、結果的に声の障害となります。

　経験のあるスポーツインストラクターまたはトレーナーの下で体調管理の

エクササイズを行うことは、全身の筋力と機能を増強するだけでなく、良い状態の感覚まで回復させます。同じように経験を積んだ教師による声の訓練では、極端な低音域または高音域のところでノドに力を入れて声を押して歌うことよりも、軽快さ、機敏さ、自由さ、体のサポートを強調します。そして加齢による有害な影響を遅らせて、長く歌えるようにするのです。

音響的変化、声帯の弓状変化

音響的な不安定さも加齢に伴い生じ、特に女性に多く見られます。揺らめき（シマー、shimmer）、小刻みな動き（ジター、jitter）の増加に見られるようなごくわずかな声の高さや大きさの変化が生じます。時間的な年齢よりも、生理的な変化と関連づけられると考えられますが、これらは全身の健康状態が悪い年配者の人に多く出現します。

何年もの間、賢明ではない歌い方を続けた喉頭には異常なシマーとジターが現れます。そしてこの年齢よりも早く老化した喉頭というものは、悲しいことに若い歌手にもしばしば見られることがあるのです。

気息性の嗄声は呼吸のサポートが悪くなったり、声門閉鎖が不完全になると生じます。また二次性の声帯の弓状変化、または輪状披裂関節の可動性の減少などによっても生じます。

老人の多くに声帯の弓状変化や萎縮が見られますが、40代では一般的ではありません。これらの大きな変化として顕微鏡的な所見では、喉頭筋の変性と粘膜下の弾性繊維の断裂の増加が見られます。これらにはまた神経と筋肉のコントロールの変化もあります。知覚／運動神経反射（例えば咳や嘔吐反射）の減弱化も進展しますが、それは老人になると喉頭の神経終末の数が減るためです。

加齢に伴い声帯の粘膜は薄くなり、萎縮してきます。声帯の潤滑性の悪化は萎縮の結果として起き、また喉頭の粘液腺の数の減少によるものです。

喉頭の老化のひとつの目に見える兆候は声帯の弓状変化ですが、これに対し左右の声帯をよりよく接着させるために手術で補強することが提案されています。声帯を正しく接着させるために脂肪や他の材質を左右の声帯に注入する手技など、何種類もの手術手技があります。極端な方法では、埋没物を使って声帯を真ん中に押し出す手術を勧められることもあります。しかし、これらの手技のなかには、ひどい声帯萎縮例の治療に成功したという症例報告があったりしますが、我々の見解として、一般的にプロの歌手の歌声を顕著に改善させることはないと考えています。

声の変化の諸原因

年配者の声の変化には他にも多くの原因があり、その中にはうつ病、筋緊張性発声障害、口渇を生じる薬の飲用、喫煙や飲酒に伴う声帯の変化などが含まれます。

年配者における機能性発声障害は、老化に対して間違った努力をした結果のこともあります。例えば、男性が低い声を保とうとして、また逆に女性が極端に声を高くしようとしてなることがあります。呼吸のサポートが不十分だと声帯の閉鎖がとても悪くなります。また自らが難聴者の場合や、聴力が低下している高齢の友人や家族としばしば話そうとする人は、声が大きくなり、機能性発声障害をきたすことがあります。

加齢の速度というものはある程度遺伝的に決まっていますが、悪い歌唱は喉の老化を加速させます。女性の中で、スクープ（低い音から始まってしまい正しい高さにもっていく歌唱法）、音が大きく外れること、不安定なヴィブラートや、正しくないピッチで歌うことなどがある人は、年齢のため、声の乱用のため、または多くの場合その両者のためにそのようなことが起きるのです。逆に、正しいレパートリーを選択し、賢く歌い、時間のスケジュールを立てて、声の乱用を続けた人と違うキャリアを積んだ人は、普通の年齢的な声の変化を先延ばしにできるのです。ジョーン・サザーランドとレオン

タイン・プライス［メトロポリタン歌劇場やミラノスカラ座などで活躍した国際的なソプラノ歌手たち］は、ともに長いキャリアの中で閉経後も美しく歌っていましたが、この 2 人は輝かしい例と思われます。

また年配の方は歯を失いがちです。歯列が部分的に欠損すると、発音が変化します。歯をすべて失った患者で入れ歯が合ってないことがあり、それにより間違った発音に陥ります。

歯並びが失われることは噛み合わせや発音の問題、顎関節の痛みの原因となります。歯列が普通の状態の時に歯の印象（型）を造っておくのが賢明かもしれません。後々問題が起きた時、その人の自然な歯並びに近いような義歯を造ることができるからです。骨と結合する歯のインプラントはあらゆる点で満足度が高いので、真剣に検討すべきでしょう。

年配者で特に歯をすべて失った人は、口腔の乾きを訴えますが、これは唾液の分泌量が減少するからです。しかしこの問題は細部まで気を配り、水分を十分にとったり、時に人工唾液を使うなどして口腔の衛生に努めれば減少します。

はっきり述べる必要があることとして、遺伝的な素因やレパートリーの選択に加えて、歌手の fach（何を専門にするか、声種の区分）は声の加齢による変化がどのようになるかと深くかかわります。ワインのように、年齢とともに成熟し、深く豊かに広がる声もあれば、「若い間だけ楽しめた」という声もあるのです。

┃ 歌手にとっての「秋」

一般的に声の管理上大切なことがあります。60 代のプロの歌手が、声楽家として成長中である 40 代に演じた、声に負担のかかる役を引き受けることなど有り得ません。彼らはドラマティックな役よりも、もっと叙情的なものを望むことになります。年齢が上がればツアーを計画する時も、公演の合

間に休憩と声を回復させるための時間をとるべきなのです。

　キャリアの衰えが始まる「秋（とき）」とは、オペラよりも短い時間の仕事を受け入れる時でもあります。そして声に負担の少ないポピュラー音楽に重点を移す時でもあります。

　しかしこれらの限界を自覚するとともに、健康を保つ努力をすることで、歌手は耳の肥えた熱狂的聴衆の前で歌うという、価値があり満たされた特別な年月をさらに楽しむことができるのです。

　賢いアーティストは、経済的に許されるなら、たとえ惜しまれたとしても、かつては賞賛された声から美しさが全くなくなるまで勝ち目のない戦いを続けるよりも、彼らのキャリアを尊厳とともに終わらせることを選びます。見識のあるオペラ歌手であれば、彼らのキャリアの「秋」の時期になると負担のかからないオペラに出演を限定したり、歌曲、オラトリオ、歌謡曲などに重点を置くようになります。それらの曲は短く、声を美しく保つことを重点に置いて注意深く選ぶことができるからです。

Care of the
Professional
Voice

Part III

声のプロが抱える
病気以外の問題

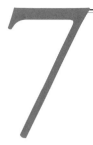

7 ポピュラー音楽の発声について

 ポップス歌手とオペラ歌手の違い

　ポピュラー音楽（ポップス）分野の歌手は様々な声色で歌い、声にかかる負担も様々です。

　ポップス歌手は、厳しいクラシックの訓練が欠けている場合があります。そして、ポップス歌手の声の教育は、たった数回のレッスンと発声指導が行われるぐらいです。

　彼らは、他のポップス歌手を真似て発声テクニックを得ることも多いのですが、それには特別な変わった歌い方や悪いクセも含まれます。しかもその声はマイクなどを通して強調され、生声の能力を上回ってしまうこともあるのです。

　中には、元々はダンサーでミュージカルを演じる際に必要に迫られて歌う人もいます。また、セリフを話すこともしなければならないにもかかわらず、効率的にセリフを話す訓練を受けていない歌手もいるのです。

　ミュージカルとポップスの現場で求められる声の質は、オペラのステージで望まれる声と根本的に異なります。くぐもった声、ノドを押すような声、ハスキーボイスは、ミュージカルやポップス向きであるだけでなく、ステージ・ショーには不可欠です。

　残念ながら歌手が効果的に歌えるように訓練されておらず、声を酷使している危険信号に気づいていない場合、この種の発声法は潜在的に有害です。

　もしオペラ歌手たちが声のオリンピックにおける高跳び選手とするなら

ば、ブロードウェイやウエスト・エンド（ロンドン・ミュージカル）の演技者はマラソン・ランナーです。舞台がヒットすれば、1週間に8回の公演が数カ月にわたり上演されるのが一般的です。休みの日には、演奏者はレコーディングやラジオ、テレビに出演します。

ミュージカルやポップス、ロックの環境は、消耗の多い世界です。夜遅いパーティー、煙草、アルコールとドラッグは声を壊すだけでなく、徐々に最も頑丈な体をも衰えさせます。

 発声の違い

野心的なポップス歌手が良い歌の先生を見つけることは、必ずしも簡単でありません。

多くの歌の先生が、自身の教室に入ったすべての生徒に対し（いくらかの運とともに）オペラやコンサートに出演できる機会があるかのように伝えます。

声を作り上げる際、クラシック音楽の技術は大変重要ですが、現実は、教室を持つ先生についている生徒の約8割が、有名歌手のグループもしくはミュージカルシアターに所属するようになります。

そこで、歌を専門に教える先生は、オペラ劇場に座る2000人の客だけでなく、何十万人もの観客を魅了しなければならないという強いプレッシャーがかかり、ノドを酷使する発声をしなければならない現代の生徒たちのために、準備をさせなければなりません。そういう学生をどのように扱うか、そのアイデアを深めていかなければならないのです。ミュージカルの歌、ロックなどのポピュラー音楽を歌う典型的な学生は、声帯に対する負担を最小限にして歌うことを学ばなければなりません。

今日最も人気があるポップスのアーティストの多くは、クラシック音楽の技術による基礎がしっかりしていて、彼らの発声のメカニズムと合っています。彼らは、自分自身の公演をモニターして反省する完璧なプロで、長く実

り多き経歴を維持するために必要なものは、すべて持っています。しかしながら、その他の歌手は部分的に訓練されたにすぎません。一見、有利に見えますが、あまりに早すぎるデビューや売り出され方をされた場合、彼らは後々後輩に押しのけられるかもしれません。ファンが期待するパフォーマンスのレベルを維持するには、彼らはトレーニングと蓄えが不足しているのです。

　訓練されている歌手と訓練されていない歌手の主要な呼吸の違いは肺活量の問題と思われがちですが、そうではありません。むしろ訓練された歌手は、使用する呼吸量を下げて呼吸効率を上昇させることによって、肺の空気を高い割合で声に変えることを習得しているのです。
　一度の呼吸で旋律の流れを保つことが、クラシックの声楽では最も重要です（例えばロッシーニやヘンデルの曲において）。人気のバラードの旋律を"呼吸の上に載せる"能力は同様に魅力的で、ポップス歌手にとっても有用です。

　姿勢はしばしば軽視されてしまいますが、クラシックとポップスの発声には大きな差があります。クラシック音楽の歌手は、特に合唱やオラトリオ音楽の中で、最適な呼吸と発声の姿勢を身につけます。またミュージカルでは、演技の興奮を届けるために様々な姿勢で歌います。かがんだり、背景のセットの高いところに座ったり、ステージ上を踊ったりしながら歌うこともあります。
　ポップス歌手の通常の姿勢は、最適な声を出すことの障害になります。歌手は頭を後ろにそらせ、天井にマイクを向ける傾向がありますが、頭を引くことで外頸部の筋肉を引っ張ることになり、頸椎のカーブを変化させてしまうのです。
　しかも声の質は、緊張が強く苦しげになります。そこに感情とストレートな表現が加わります。ロック・ミュージックと同様に、英国と米国のミュージカルのレパートリーの大部分は、この種の声質で歌われます。

ベルティング歌唱

　ベルティング歌唱法（地声で高音域まで歌う歌唱法）は「ノドを押す」感じで、やや粗い声で歌う歌い方に付けられた名前です。半分冗談で"叫ぶような声の音楽"と説明されますが、実際、胸声の発声の仕方で、頭声の範囲にまで力で押し上げて声を出しています。この声は、喉頭の異なる筋肉が使われるという事実も手伝って、ベルカント唱法の頭声とは性質が異なります。解剖学や生理学で論じられるように、胸声で歌う際は、披裂筋、側筋と声帯筋（甲状披裂筋）を使うことによって左右の声帯が合わさります。

　ベルカント唱法の頭声の声域では、これらの筋肉は適度に収縮し、むしろ輪状甲状筋の働きが優勢となります。輪状甲状筋が収縮すると声帯に張力がかかって声帯は薄くなります。

　ベルティング発声の際には、胸声の声域で使われる筋肉（声帯筋など）がダメージを受けてもおかしくない程度にまで収縮し続けます。そのうえ、クラシック音楽のトレーニングが不足しているベルティングの歌手は喉頭も上がり、声門上の筋肉の緊張も増します。検査してみると喉頭の位置は高くなっていて、仮声帯と披裂喉頭蓋ヒダは緊張しています。また喉頭の前後径は狭くなって、圧迫されています。この広範囲の収縮には、喉頭と舌骨の間にある首の舌骨下筋だけでなく、外部の筋肉も含まれます。これは、時間とともに首の圧痛や痛みを生じさせることになります。

　緊張は呼吸にも及びます。ベルティング歌手のなかには、声に対する"支え"が欠如している人がいます。トレーニング不足のために、そして劇的な声にするために、左右の声帯を強く合わせる声の出し方（アタック）をしてしまうからです。呼吸効率も悪化し、腹式よりむしろ胸式呼吸に頼りがちになります。効率が悪い呼吸テクニックのために、実質的に肺の中の息が空になってしまうのです。

Part Ⅲ　声のプロが抱える病気以外の問題

　過度にベルティングで歌う歌手は、喉頭に余力が残っていなく、一般的に炎症、障害、感染症を起こすリスクが高まります。

　ベルティングで歌うポップスやロックの歌手は、左右の声帯が振動して合わさる縁の部分で、様々な変化が生じることがあります。最初に赤くなり、次第にポリープや声帯結節、外傷性の小出血が生じることがあります。ベルティング発声による声帯の変化と、タバコまたはマリファナの喫煙、アルコールの飲酒による声帯のダメージとを区別するのはたいてい困難です。夜間の食事とともにお酒を飲むことは、胃食道の逆流（逆流性食道炎）を悪化させます。それは発声器官の炎症を強め、さらに喉がヒリヒリしてきて声がかすれることになります。

　未熟な声のテクニックからくる明らかな兆候は、特にベルティングにおいては首の痛みと圧痛の症状です。首の触診によって、喉頭が高い位置にあり、甲状舌骨筋の圧痛と緊張があることを確認できるでしょう。甲状軟骨は通常、舌骨より指１本分下に位置しますが、こうした歌手の中には、甲状軟骨と舌骨の間のスペースさえも触診できない場合すらあります。

　喉頭の位置が高くなると、声道が短くなります。すると、フォルマント周波数（倍音）が上がるとともに、声帯組織が硬くなることで声帯の振動パターンが変わり、基本周波数（声の高さ）が上がります。声帯を強く閉めると、こうしたことが同時に起きる傾向が高まります。

　喉頭の位置が高くなったことが、喉頭のコントロールが未熟だというひとつのサインである場合もありますが、歌手自身が求めている声の音質を作る際に、喉頭を高くする必要がある場合もあります。それは、高い喉頭で歌うこと自体は有害でないということを示唆しています。実際、多くの民族的な歌では、か細くてかん高い声を、高い喉頭位置とノンヴィブラート（声を震わさずに）によって作り出しています。特定の効果に使われた場合、高い喉頭であること自体は病的ではありません。それが有害になるのは、歌手が意

78

識的に喉頭を下げることができない時や、筋緊張が外喉頭筋にも及ぶ時です。

 ## ダメージを最小限にするために

　ベルティング歌唱による上述のような悪影響にかかわらず、歌手は、ベルティングをし続ける必要があります。
　彼らがステージでこの声質を求められることは予想できることであり、代わりにオペラで歌うような声を用いることは、観衆と経営側、両者にとって受け入れ難いことでしょう。
　"安全なベルティング唱法"に関しては、これまでにも数多くの人が執筆してきました。しかし、本当に安全にベルティングすることができるかどうかは、疑問の余地があります。クラシック音楽の呼吸法とリラックスのテクニックを用いるなら、時折ベルティングしてもほとんどの場合有害ではありません。
　クラシック音楽の訓練を積んだ歌手は、通常注意深いウォームアップのルーティンワークがありますが、ポップス歌手は一般的にこのようなルーティンをやりません。喉頭筋肉を伸ばしたり、緩めたりする短いスケールの発声練習を2、3種類行うのが有効です。また歌手のなかには、暖かくて湿気があることから、シャワールームで発声練習をすることを好む人もいます。

　しかし、たとえ演奏でベルティングの声質を求められたとしても、リハーサルではそうしないほうがよいでしょう。マーキング［印をつけること。本来の歌い方ではなく、リハーサルなどでは手を抜いて歌わせてもらうこととして印を楽譜につけておくという意味あい］はオペラ歌手にはよく知られている技術ですが、ポップス歌手にはあまり知られていないようです。ポップス歌手もノドを酷使する発声は必要な時だけに抑えて、公演のためにとっておくよう気をつけなければなりません。
　声のダメージを最小限にとどめる方法のひとつに、高い胸声を頭声に"混ぜる"というものがあります。"混ぜた"ベルティングの声は、純粋なベル

ティングの声とは違う響きをしますが、往々にしてそれは許容されます。この技術を使うには、もちろん頭声が使えなければなりません。そしてほとんどのポップス歌手が頭声区を開発していません。声帯結節がある歌手は、結節のために頭声やファルセットが出なくなることがあり、そのため、発声は胸声だけに制限されてしまいます。

　もしベルティング唱法の声質を文化的に許容できないと考える人がいるならば、ロッシーニや他の19世紀の作曲家たちが初期のヴェルディ歌手に対して同じような疑念を抱いたことを覚えておくとよいでしょう。ロッシーニは、彼が"バンド音楽"と称するヴェルディの初期のオペラで、歌手が声を台無しにすると確信していました。ロッシーニにとって、重めの声からひねり出されるヴィブラートの声は許しがたく、ベルカント唱法はすでに死んでしまった、歌手たちの声はすでに荒廃してしまった、と思ったのです。19世紀に生まれたヴェルディ作品の歌声を現在では高く評価して教えているように、20世紀に生まれたベルティング技術を100年後のシンガーたちは主に学ぶことになるのかもしれません。

　ベルティングで歌うポップス歌手でなくても、トレーニング不足または特定の音を必要とすることにより、声に問題が生じることがあります。カントリー＆ウェスタンの歌手は"ブーンという弦をはじいたような"過度な鼻音を出したがります。それは、喉頭の高い位置で声を押して生み出されます。完全主義者の観衆によって、純粋な声質と制御されたヴィブラートが要求されるオペラとは異なり、ポップス歌手はピュアな音を出す必要はありません。歌手のアイデンティティとライフスタイルの証を伝える方法として、耳障りな声が望ましい場合さえあります。

　ポップスで最も重要なのは、見せ方やパフォーマンスの届け方で、おそらくオペラよりももっと説得力がなければなりません。オペラの舞台では、歌手はドラマティックな筋書き、それを作るスタッフ、舞台セットと色彩豊か

な管弦楽によって支えられます。ポップス歌手は自分一人で雰囲気を作り出し、少ない楽器と視覚効果でステージが行わなければなりません。ハスキーで緊迫した、セクシーな声がこのムードを聴衆に伝えるのに必要なのですが、歌声として出す平均音高は彼らが話す自然な会話の周波数より下であり、ひどく疲れるのです。

　話すことは、ミュージカルシアターにおいて日常的な仕事のようなものです。ポップス歌手も、ホールやクラブで大勢の人と会話をします。公演後の騒がしいパーティーはポップス音楽の一部でもあります。彼らのような歌い手は、オペラ歌手より会話時の発声の訓練を受けていませんが、スピーチは彼らの行動の主要部分を形づくっています。会話が入るオペラ作品（「魔笛」や「魔弾の射手」など）を録音する際、通常、会話のセリフはプロの俳優によって代わられますが、ポップス歌手は自らの声で曲間のMCなどもしなければなりません。歌手自身の話し声は、歌声と同様にその歌手の「証」なのです。

 ## ポップス歌手の声の管理

　アーティストのユニークな声は、彼ら特有の人格や性格、個性に関連していると言っても過言ではありません。その声は、生涯にわたる酷使によって生成されることがあり、多くの場合に喫煙と飲酒によって、さらにひどくなり、稀ながら発声練習により和らぐこともあります。

　そのような声は、不安定で、ストレスや軽い感染症の後にへたばってしまうので、医学的な助けが繰り返し必要になります。ここでの狙いは、公演をするのが難しいと思われるアーティストが、本来その人が持つ声の印象を変えることなく、問題を乗り越えることにあります。もし外科的処置を施し、解剖学的に完璧な声帯を作ったとしても、その歌手の特徴的な声が失われては無意味です。演奏者の名声は特殊な声色の上に築き上げられます。そして、それは喉頭の小結節、ポリープまたは仮声帯の活動によって発生する可能性

もあります。ビング・クロスビー［1930〜40年代に活躍し「クリスマスソングの王様」と呼ばれたアメリカの歌手］の左右の声帯に結節があったことはよく知られていて、冗談でそれぞれ数百万ドルの価値があると言われていました。

　ポップス歌手の仕事は、おそらく"正統派"の歌手より長く厳しいものですが、同時に彼らのレパートリーはいくつかの点でより柔軟性があり寛容です。ジャズやロックの歌手の声に障害があったら、歌手にはプログラムを変更してより大変な曲目をレパートリーからはずす手段もあります。歌手は、自分が歌いやすい音域範囲になるよう、低音に移調させることもできます。このようなテクニックは、オペラの中でほとんど不可能です。

　ジャズやロックの歌手の声は、通常マイクを通して増幅され、適切に調整することによって、声を出すことの困難さを一時的に克服できるかもしれません。マイクを使って歌うことは、長い目で見れば有害なことがあります。ポップス歌手たちは声がほとんど破壊されたような状態になるまで、自分の声の障害を無視し、悪化させてしまうことがあるからです。対照的に、クラシック歌手は、状況がまだ修正可能である時に、より早く自分の問題に気づきます。

　歌手は、特に公演の早めの段階で、カバー（代役）を頼むことを躊躇してしまいます。経営陣はたいてい頑固なので、広告に出した名前が必ずステージに現れるよう歌手に強要します。しかし、声に障害が起きてしまっている時は、特に重要ではない公演であれば、カバーを頼むことが賢明であり、役に立ち有効的なのです。

 ## ポップス音楽におけるマイクの使用

　ミュージカルの主な特徴としては、マイクの使用があげられます。歌手と同様にオーケストラも、ブロードウェイやウエスト・エンドでは常に音量を増幅します。多くのパフォーマーは、マイクを非常に貴重であると考えており、実際に歌手の中にはマイクなしでは声が聴こえない人もいます。それら

は諸刃の剣である場合も多いのですが、彼らが舞台に立てる状態ではない時、あるいは発声器官に支障がある時に、パフォーマーはマイクを使うことによって舞台に立つことが可能になるのです。

これに加えて、様々な音楽制作の現場では音量を大きくする傾向があり、結果的に時折オーケストラも大音量となってしまいます。そのためパフォーマーは、オケの音をさらに上回る声を出し、聴衆に聴こえるよう努力しなければなりません。

マイクを使って通常の半分の声量で歌い、機器で音量を増幅した声は、マイクなしの生の声で思いっきり歌った時の声色と同じということではありません。しかし、良い声色を得ることは可能で、ある程度声を節約することができます。そして、このマイクの助けを有効に使わなければなりません。さらに、訳あって声のボリュームが少ない人たちや何らかの制限がある人たちには、マイク技術を開発しなければいけません。これらの制約にもかかわらず、そのようなアーティストは説得力のあるパフォーマーであることもあり、結果、商業的に成功している場合もあります。

マイクを使って歌う技術と、機械で増幅せずに歌を歌う（オペラやコンサートホールなど）技術は異なります。そして、普段マイクを使わない歌手がマイクを使う場合（野外スタジアムでのコンサートなど）、それに見合った技術に修正し、普段は本来のマイクを使わない方式に再び戻す必要があるでしょう。

理想的には、マイクを使う歌手は、自分の声を聴くための小さなスピーカー［モニター用スピーカー。欧米ではフィードバックまたはフォールドバック・スピーカーと呼ぶ］を用意すべきです。これにより、声の大きさやミキサーなどの音量レベルを調節し、演奏との音量バランスを取るのを助けます。これらはロックやミュージカルの会場で非常に役立ちます。モニター・スピーカーが利用できない場合は、発声を頑張りすぎてしまい、その結果、声が疲れやすくなり声帯の損傷を引き起こす恐れもあります。モニター・スピーカーは、劇

場よりもロックやポップス・グループに使われることが多く、イギリスよりも北アメリカでのほうがたやすく利用できます。耳につける個人用のモニター［in-ear monitors。日本では略して「イヤモニ」と呼ばれることもある］は声と楽器のサウンド・ミックスをトラッキングするのに最適です。これは、見た目は補聴器に似た小型装置で、外耳道深くにはめることができ、よくフィットします。

　ステージ上のすべての音と観客席から聴こえる音の一部は、音響技師によってミックスされ、FM信号によって耳のモニター・スピーカーへ送られます。扱いにくい床のモニターと、舞台の横いっぱいのスピーカーは、パフォーマーが身につける小さな装置にとって代わられました。しかもそれは、パフォーマーが自分自身で音量を調節し直接ミックスされたモニター音が届きます。

　そのシステムはパフォーマーが完全に自由に動きまわることができ、聴力を保護し声の疲労を減らすことから、パフォーマーと観客に多くの利益をもたらします。また、障害物のないステージとなることから観衆から見やすく、ステージ上で聞こえる観客席の音を小さくします。全体的に音質が改善することは、より明確な演奏となります。主に生産コストが安くなっていることから、いろいろなバンドでイヤー・モニター技術に対する関心が高まっています。

　ハンディまたはフロアスタンド・マイクを使う時には、口とマイクの間の距離は重要です。通常は、マイクを口の位置よりも顎の位置にするほうが最適で、これにより、歌手が息を吸い込んだ時の音が聴衆に聞こえたり、マイクに近すぎることで時折起こりうる爆音が聴衆に届くのを防ぐことができます。マイクからどの程度の距離を取るのが最適かは、マイクとアンプの性能によってが左右するため、その時の状況により異なります。マイクで歌うことが多い人によると、マイクとの距離が15 ～ 30cm離れていると概ねうまくいくとのことです。もしその距離で声が小さすぎたり大きすぎたりするならば、声の大小を変えるよりも、マイクの感度を変える方がよいでしょう。

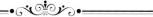

通常はハンディ・マイク、あるいは体に装着するミニ・マイクがパフォーマーには最適です。

 大音量による弊害

たとえ、よく訓練された歌手や俳優が声に気をつけていても、聴力に関してはいくらか無防備な場合があり、耳が不必要な音による損傷を受けて、彼らの経歴を脅かすこともあります。歌っている最中に音程を合わせ、声質や声の方向を調整し、フィードバックすることは、良好な聴力に依存しています。

内耳へ音を伝達する場所に問題が生じて聞こえなくなることを、伝音難聴といいます。例えば、ひどい鼻風邪をひいたあとに滲出液がたまる滲出性中耳炎、あるいは耳垢などは、自身の声がいつもより大きく聞こえるようになることから、パフォーマーは話し声や歌の声をより小さくしてしまう傾向があります。

環境騒音や社会的雑音にさらされることの累積的影響による聴力損失は、騒音性難聴と呼ばれています。演奏者は、例えば自宅で週末の芝刈りやパワードリルを使った日曜大工などの騒がしい仕事をする時は特に、十分に聴力を保護するものを身につけて作業をする必要があります。

ポップスではアンプが演奏に加わったことで、以前より非常に大きな音圧レベルの音量となりました。現在、200ワットのアンプを使用するような最も小編成のロック・グループでも、100人の交響楽団より激しい音を出すことができます。アンプなしでも、2000人の観衆がソロ・バイオリニストの演奏をコンサートホールで聴くことができることを考えてください。ポップスのバンドはコンサートホールの10分の1未満の会場で、しかもアンプを使って大音量を出しているのですから、耳に痛みを感じる訳です。強烈な音を出す目的は、聴き手に無理やり音を聴かせることとは全く別にして、自律

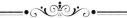

神経に影響し興奮や刺激的快感を与えることにあります。

音楽の"刺激的快感"を得るためには、"安全なレベル"を超えた強烈な音が必要なようです。稀にではなく、平均音圧レベルは100〜110dB（聴能学的には受け入れがたい音量です）に達します。十分に楽しめる程度の音で、しかも正常な聴力を維持するという双方を満足させる音圧レベルはおよそ95dBでした［聴覚障害を防ぐには85dBぐらいがよいとされています］。

ポップスの主な特徴は低音ですが、この音域（250〜500Hz）の音は最大限に増幅されます。幸いにも、低い周波数ノイズの音は、高いトーンの音より内耳に悪い影響を与えません。

騒がしいポップスの演奏でも、小休止の間は音が中断されるので、その間に少しは聴力の回復も見込めます。そして歌手が演奏で音にさらされる時間は工場などで騒音にさらされるのと非常に異なります。聴き手にとってはおそらく週末の2晩ですが、ポップスのミュージシャンは1週間に平均18時間大音量にさらされます。ポップス音楽を職業とする人が、週にこれだけの時間を大音量にさらされれば、危険な水準を超えて13〜30％の人が軽い神経性難聴になっても不思議ではありません。

また、ステレオ・ヘッドホンで音楽を聴く際にも、大きい音量下では耳に有害な影響が起こりやすいということを注意すべきです。

残念なことに、騒音の影響と年齢による聴力の変化は累積的であり、キャリアの初期に音響障害が発生すると、軽度の無症候性の難聴であったのが、通常の老化現象が加わり重くなる恐れがあります。内耳性難聴の歌手は聴覚の反応が衰えているため、より大きな声で会話したり歌ったりする傾向があります。老化現象や騒音または遺伝的要因による知覚や感覚神経の喪失の大多数は、医学や外科的処置によって治すことができません。

したがって、適切な調整ができるように、音楽家やパフォーマーは自身の聴力障害を認識することが重要です。演奏者は1年ごとの健康診断で聴力検査をすることが大切です。なぜならば、声の問題の中には、出された声を聴

覚が不適切に感じている場合があり得るからです。

　聴覚を保護する手段も高度化しています。トップクラスのロック・グループは通常、周囲の音量レベルを測定していて、演奏者は最もダメージを与える音の周波数を選択的にフィルタリングする特製耳栓をつけることも多くなっています。耳を保護することの重要性はクラシック音楽界でも認識されつつあります。特異なフィルタリングをする耳栓がもっと簡単に手に入るようになれば、特に長くて激しいリハーサル時に耳の保護のためにこの耳栓が多く使われるようになるでしょう。

劇場の構造による影響

　話し声を、遠方にはっきりと伝えることは特別な技術です。それには歌うこととは全く別のことが関与します。

【図11】オペラ劇場の断面図

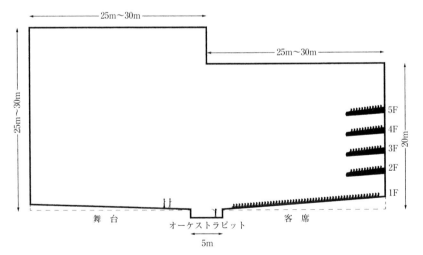

オペラ劇場：舞台と客席　　　1階の最後部は音が不良、席の値段は安価
　　　　　　　　　　　　　　2階の先端は音がよい

例えば劇場には通常、バルコニー席の下や一等席の後ろに死角になる箇所があります。1階席は響きにくく、ステージ自体が反響板の役割をして音を上方に押し上げるので、2階以上の席もしくは天井桟敷席が音の響きを聴くにはよいのです。どの劇場の音響効果も複雑で、ほとんどすべての席で音の品質が異なります。どの劇場にも、響きに関する死角が必ずあり、俳優は経験を通してこれに気づきます。開けているか、前へ突き出しているか、くぼんでいるか、舞台がどの程度傾斜があるかなどにより、劇場の響きの届き方は変わります。

劇場の構造とその建設に使われる建材もまた、考慮する必要があります。例えば教会のように、建物内部に石が使われていて優位な点は、すべての響きを増幅させることにあります。母音には長い波長があるので優先して増幅され、持続する傾向があります。したがって、この種類の会場で電気的な増幅の際には、全体的に音量を増やすより、むしろ子音の力を増やす必要があります。

訓練されたシェークスピア専門の俳優やオペラ歌手は、増幅されていない生の声を劇場の隅々まで行きわたるよう十分に出すことができます。劇場自体が、音響楽器として"演奏"するのです。
　声を下方に集中させて床を音響板として使うことによって、俳優やクラシックの歌手は声を投げ落とした後に上にはね返らせることができるのです。これは、現実よりもイメージによる伝統的なアプローチです。また舞台袖方向にセンターから1mほどずれたところで立って歌っている時と、舞台のセンターに立って歌っている時を比べると、オペラ歌手の声の音量が変わることに驚くものです。

歌手が舞台のどの場所で歌えば声がはっきりするのかを見つけ出すのは、試すしかありません。場所を変えて歌い、それを誰かに聴いてもらいます。そしてその結果から判定するのです。空の劇場での音の響きは満員の場合と

全く異なりますが、このように「歌う場所を決めるために聴いてもらう」ことは、舞台上で死角となる場所を知り、また音を増幅するために有益なガイドになります。

 ## 特殊効果

　ブロードウェイやウエスト・エンドのミュージカルでは、特殊効果がますます流行となっています。観客は、舞台がせり上がり、ヘリコプターが降り立ち、シャンデリアが落ちるのを心待ちにしているのです。舞台用の霧はかつては"特殊効果"と言われていましたが、今ではすべてのミュージカル上演の一部であり、バレエやオペラの制作にも使われています。かつては、健康障害はないとして使われていましたが、現在、これらの合成物の一部は潜在的に健康に有害なものとされています。

　劇場の霧や煙を作りだす物質にはいくつかのタイプがあり、その物質により潜在的毒性は異なります。
　劇場の霧や煙を出すことにより生じる症状には、目の乾き、あるいは目や鼻とノドへの刺激やめまい、頭痛、上気道のうっ血、咳、かすみ目や吐き気などが含まれます。時折、煙の影響を受けた人がこれらの症状と霧や煙の関連性を見落としますが、それは劇場運営者が煙や霧は安全であると言ったか、症状が他の病気に似ているかのいずれかの理由によります。また、より多かった理由は、健康不良を知られて仕事を失うことを恐れたパフォーマーや技術者が、この特殊で危険な症状への不満を口にしなかったことです。

　こうした煙や霧の化学物質への曝露は、プロのパフォーマーや技術者に限りません。ブロードウェイの劇場の作品から学芸会、ディスコやナイトクラブ、遊園地やテーマパークも、ますますこれらの製品を用いるようになっています。
　二酸化炭素が著しく濃縮されている状況でなければ、ドライアイスが一番

安全な物資といわれ、推奨されています。アンモニウムや亜鉛、チタン塩化物の溶解液、あるいは煙霧した無機塩化物も使われてきました。このうち、塩化アンモニウムが一番刺激が少ないですが、他の2つは常に使用を思いとどまらなければなりません。ゴム（乳香）や紙、樹脂などの有機材料も燃やすと刺激のある煙が発生し、高濃度の場合は危険です。呼吸系疾患やアレルギー持ちのパフォーマー、特に喘息患者は煙を吸うと危険性が高い場合があります。

　グリセリンや鉱油、エチレングリコール、プロピレングリコールなどの有機化学品と水の混合物を噴霧して使用されることもありましたが、これも昏睡と粘膜刺激を引き起こします。

　劇場の医師は、特に患者が霧や煙から悪影響を受けるような時は、その成分を認識しておかなければなりません。成分を確認しようとしても、ほとんどの霧と煙の製品に成分表のリストが表示されていなかったり、安心するように誇張されて書かれていることもあるので、医師は決して製品の商標だけを見て信頼してはいけません。急性毒性の動物テストにパスしていること、または、顧客が換気のよい舞台で短い期間に少量だけにさらされることが仮定され、一部のメーカーでは製品に「毒性がない」と表示しています。しかしながら、ほとんどの古い劇場（特にイギリスの劇場）は小さくて通気に乏しく、換気または換気扇も実質的には少しも効率的ではありません。

　リスクがある場合には、舞台袖に待機しているパフォーマーや技術者はマスクを着用することが重要です。特に、長期間通気されていなかったスタジオで、視力がはっきりしないほどに霧や煙が濃い場合、化学薬品の濃度が著しく高くなることが予想されます。コマーシャルやビデオ撮影も、1日12時間かけることは稀ではありません。劇場の霧と煙に関する分野ではさらなる研究の余地は間違いなくあります。

カントリー・ミュージックとロックンロールの人気の高まりで、グループの間でファンのために独自のコンサートをつくろうとする傾向があります。多くのグループが演奏に新たな刺激を加えるために、大爆音や強烈な閃光、滝状の色とりどりの火花などの演出を行うようになりました。これらの特殊効果は大体において観客からよい反応が得られたため、花火産業の急成長を促しました。

花火に伴う騒音が危険であることは明らかですが、花火などの演出の人気が高まる中、室内でこれらの効果を使用することが増えることで起こりうる健康への危険性に関しても注意しなければなりません。なぜなら、花火の多くが、金属化合物、窒素を含有する化合物と硫黄を使って作られているからです。花火の近くにいるパフォーマーは、特に換気に乏しい場所で花火が不適切に使用されると、有害な副作用を負う可能性があります。

花火技術に関連した健康被害は、人工的につくられた霧や煙のそれと様々な点で類似していますが、より深刻です。急性と慢性の両方のアレルギー反応を引き起こす全身性の毒は、ごく少量の鉛、水銀、ヒ素やその他の金属の可能性があり、呼吸器や目、皮膚が反応します。鉛、水銀、マグネシウム化合物には、神経系に影響を及ぼす慢性の毒性があります。

パフォーマーは、舞台で使われる演出効果の性質についてはじめに知らされなければなりません、そして、一般客は花火の効果により閃光や音、煙が生じることを切符売り場で知らされなければなりません。また、ステージとそれに隣接した場所から、煙を除去する効率的かつ効果的な換気システム（部屋の中に充満し、観客に害を及ぼす煙を防ぐシステム）を設置しなければなりません。

花火が与える有害な影響を防ぐ最も効果的な方法は、特殊効果のディレクターや会社経営者、主要な雇い主がキャストやスタッフの健康を守ることが、いかなる芸術や経済的見解よりも優先されるということを公約することなのです。

Part Ⅲ　声のプロが抱える病気以外の問題

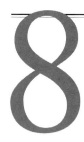

旅行巡演と声のプロ

 飛行機内の騒音

あまたの歌手や俳優たちにとって、旅はつきものです。

各地を回る演劇一座の公演にしろ、本番直前に他の大陸に向けて飛行機を使うにせよ、声のプロは移動中、特に飛行機での旅において様々なリスクと戦わなければなりません。

これらの旅につきものの不快さや不便さ以外にも、空の旅には声のプロが認識し対処しなければならない特有の問題があります。

搭乗中の機内はかなりの大音量になります。巡航高度に達すればエンジン音は減少するとはいえ、飛行機が離陸する時や急上昇する時にはとりわけ著しくなります。しかし弱まるとはいえ、乱気流や船体の振動などにより、飛行中の騒音が高い音量のまま飛行することが多く、普通の会話がしにくくなります。エアコン、着氷防止、霜落とし、圧力といった機体の付属機器などがこれらの音に拍車をかけます。一般的に、音圧は機体の前方から後方に向かって高くなり、中心よりも窓側の席の方が音量も増します。

乗客は機内の雑音よりも大きな声で話さなければなりません。騒音に対抗するためには、およそ35dB大きめの声が必要です。無防備な乗客は、この状況でロンバート効果（Lombard effect。十分な信号対雑音比〈SN比〉を維持するため、相手側に聞こえるよう無意識に雑音以上に声の音量をあげてしまうこと）を経験するのです。雑音が大きいほど、会話の音量も強くなり、異常な音声となります。

喉頭は、騒々しい状況下でしゃべる準備をする時、周囲の音量に合わせようと筋肉の調整（発声前の構え）をしますが、その結果、動きに過度の緊張をきたします。航行中のジェット機の音圧レベルは80dB以上になることが多いのですが、音圧レベルが85〜90dBに近い可能性を指摘する研究もあります。この状況下で明解な会話をするには、普段、喚いたり、叫んだりする時に発せられるのと同等の110dBを超えなければなりません。

　発声器官の緊張とは全く別に、耳も潜在的なダメージを受けます。このようなジェット機内での強烈な音は、OSHA（米国労働安全衛生法）によって設けられた安全基準の上限近くに身をさらすことになります（同法では、85dBを超える騒音レベルの職業環境に長時間身をさらすことは、時間の経過とともに騒音難聴を引き起こすことがある、としています）。

　この音量下では会話は成り立たなくなり、搭乗している乗客の30％が通常と違う話し方になるようです。ある研究では、このような騒音曝露の被験者の80％に発声異常が現れています。したがって、目的地に到着してまもなく仕事に取りかかると思われる講演者や政治家などの声を使う専門職の人は、民間航空便に搭乗中は声を休めなければなりません。もし話さなければならない時は、使う声をできるだけ節約する必要があります。

　空の旅を無難にするためには、歌手や俳優は客室が静かなように見えても声を安静にしなければなりません。耳栓は雑音を軽減しますが、話し好きな隣人を躊躇させてしまいます。もし無用な会話を最小限にしたいと望むのなら、眠ったふりをする（あるいは眠ろうとする）のも有効な手段です。雑音を解消するヘッドフォンは、特に歌手にとって有益かもしれません。このヘッドフォンは、周囲の雑音のパターンを解析し、そのパターンとは反対の波形（逆位相）を作り出して音を相殺します。

飛行機内の空気

　客室の空気中の湿度は通常、5％から10％の湿度しかありません。客室の

空気は、航空機のジェットエンジンの他、様々な機械を通って外界から取り入れられ、客室に導入される前に調節・加圧されます。しかし残念なことに、使用済みの空気を再利用することにより大西洋横断のたびに、2％の燃料費が抑えられ節約できるという結果から、多数の航空会社が新鮮な空気は50％しか供給しないようになったのです。

　過度に声を使用することは、この加湿が不十分な環境下では二重に危険です。それ以上の脱水を抑制するため、歌手はアルコールやカフェイン、砂糖の入った飲料を避けるべきです。これらには利尿作用があるからです。代わりに、大量の水または薄いお茶を搭乗の間に始終少しずつ飲みましょう。レモンかハチミツをごく少量入れたお湯とグリセリンベースのトローチが、口の唾液の流れを刺激して潤すのを助けます。メンソールやミントのトローチは、とりわけ刺激が強いので避けるべきです。

　鼻からの呼吸は生理学的に正常なだけでなく、吸い込んだ空気を最大限加湿します。鼻には、匂いを感じる以外に、空気を温め湿らせる機能があります。もし鼻が正しく働いていれば、上咽頭に空気が達した時には、ほぼ体温と同じ温度になり100％加湿されています。

　また鼻の粘膜が、空気中にただよっている塵や花粉などの刺激物質の粒子を捕えて、喉頭と下部気道を守っています。飛行中の鼻の空気調節は、生理食塩水の鼻スプレーを頻繁に使うことによって改善できるので、風邪をひいて抗ヒスタミン剤などノドが乾燥する薬を服用する時に特に有益です。暖かい飲み物が出されたら、飲み物から上がる湯気を吸い込むとよいでしょう。湿度の高い蒸気が乾燥している上気道を湿らせる手助けをしてくれます。

　脱水症状の最初の兆候はフライトのたった3時間後に始まります。鼻の粘膜が乾燥していくことで咽頭と喉頭粘膜も乾燥し、その結果、継続して声を出すことが困難な状態になります。旅行者の喉頭を検査すると、平常時の艶やかな見かけが損なわれ、痰が咽頭後壁に付着している状態が見られます。また声帯ヒダ自体が乾燥し、時折白い粘液の塊が、左右の声帯にまたがって

紐状の橋のように形成されているのが見られます。

　歌手は長時間のフライトの時は、つまはじき者になることを承知の上で外科用マスクを装着し、仮眠や睡眠の時に湿った空気が鼻と喉に入るよう 1、2 枚の湿ったティッシュをその中に入れるとよいでしょう。

　声を専門に仕事をする人は旅をする際に、可能な限り頭を冷やさないようにしなければいけません。寒さまたは他の要因で耳管機能障害を引き起こし、その結果、耳痛や難聴になります。そういう場合、持続型血管収縮剤のような鼻のスプレーを使うことで大部分の症状を防げます。また耳への圧をコントロールする耳栓が役に立ちます：これは、小さなセラミックのフィルターを内蔵していて、気圧の影響を急速にではなく徐々にすることで、耳管が大気圧にゆっくり順応できるようにするものです。

　機内では、客室は 20 〜 22.2℃（68 〜 72℉）と肌寒いことが多いです。客室乗務員とコックピット・クルーは、仕事をするのに快適な低めの温度を好みますが、座っているだけの乗客にはこのような温度は不快に感じられます。寒さを防ぐには、乗客は体感温度に合わせて服を 1 枚ずつ脱ぎ着できるよう重ね着をするのがよいでしょう。睡眠時は体温が徐々に下がっていくので、特に大陸間のフライトの時には十分に毛布を用意しておく必要があります。

　客室の空気の質が声道に重大な危険をもたらす一方で、航空旅行に起因する全身倦怠感はいくつかの原因によるものです。時差ボケは概日リズムへの影響が原因です。これは日中のフライトや、東から西へのフライトでは多少問題が軽減されます。フライト前のカフェイン摂取を避けて、高炭水化物食を夕食に、続いて高タンパク質の朝食をとることで、体内時計はリセットしやすくなります。近年メラトニンに関心が集まっていますが、これはひとつに時差ボケを緩和させる化学作用があるためです。

旅行時に注意すべきその他のこと

　他に疲労の原因となるものに、飛行機などの移動や空港の手続きに関連した面倒も無視することはできません。これらのストレス要因はすべて声に悪影響を及ぼすだけでなく、徐々に免疫能を低めるため、より気道感染を受けやすくなります。

　可能であれば、国際的に活動をする芸術家は早めに現地に到着し、あらゆる難しい本番やリハーサルの前に 24 時間の休息を取るようにします。到着次第ホテルへ行き、就寝前には積極的に水分補給をしなければなりません。水分補給には、大量の水を飲むことと、ホテルの部屋が十分に加湿されていることが必要です。これにはバスルームのドアを開いたまま浴槽に熱いお湯をはるか、熱いシャワーを放出することで可能です。"公式に"出演する前に、なるべく一人で、もしくは部屋で、アルコール抜きの軽食をとるべきです。

　最も有名なミュージカルのパフォーマー、特に全国ツアーをする人たちは、航空機よりもバスで移動します。
　空の旅と似たような問題はここでも見受けられます。特にモーターやタイヤの騒音に負けないように過剰に大声を使う危険性があります。空調されているバスの空気は乾燥していますし、交通が渋滞していれば他の車からの排気ガスが車中に引き込まれます。
　ポップス界の多くのアーティストが煙草を吸いますが、自分が吸わなくても煙草やマリファナなど様々な種類の煙がミュージシャンや添乗員によってもたらされます。バスの中で歌いリハーサルをするパフォーマーもいますが、彼らもまたロンバート効果のために声の過度の使用が危ぶまれます。

　巡業中の治療は多くの場合、行き当たりばったりです。歌手はかかり付けの医師から離れ、"見知らぬ人たちの親切"に頼るのです。このことは、一般的に起こりうる健康上の問題を想定した医療キットを車両に積むことで改善します（これは、歌い手のかかりつけ医師の協力のもとで用意できます）。

プロの舞台人を治療する音声専門医の多くは、世界中どこからでも電話やメールでの問い合わせが可能ですので、旅の前にこのことについてかかりつけの医師と検討すべきです。しかし、巡業先の町で救急医療にかかることは避けられません。副腎皮質ホルモンなど、長い目で見ると悪い影響を及ぼす可能性がある治療が含まれている可能性があるので、メモを取らなければなりません。

　旅行関連の問題を要約すると、パフォーマーはよく休息をとり、最適な健康状態でいなければなりません。もしも旅行が予定されたら、機内では休息をとった上で、会話は最小限にし、十分に水分を補給することが必要です。到着したら休息をとり、水分を補給し、そして劇場に行く前になるべく体内時計をリセットしてください。いざという時の救急医療体制については、出発前に調べておかなければなりません。

Part Ⅲ　声のプロが抱える病気以外の問題

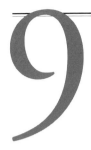

不安、芸術家気質、心理状態と声

 ストレスの原因

　実は、ほとんどの歌手や俳優は、一般的に思われているほど神経質ではありません。しかし彼らの仕事は、身体的にきつく、かつ精神的、感情的に多くのことを要求されます。緊張を強いられる環境下で働いているために、とても繊細になるのです。アーティストは、いわば皮膚がむき出しになっていると思われるほど敏感です。ベンジャミン・ブリテン［イギリスの作曲家］によれば、アーティストは批評に過敏で、迷信にとらわれることも稀ではないのです。

　それにもかかわらず、声楽家や俳優はたいてい骨身を惜しまず熱心に働き、野心を持ち、自らに重圧を課す傾向がある誠実な専門家です。夜ごと成功を収めるには大きな重圧がかかります。もしコメディアン（喜劇俳優）が面白くなれずに、聴衆を笑わせられなくなったら、すぐに収入は途絶えてしまいます。

　歌手や俳優の安定性に欠ける生活もまた悩ましいものです。その結果、身体的疲労のみならず、神経も極度に消耗してしまいます。親しい友人や家族に直接接する機会が少なく、彼らの"サポートシステム"は何千kmも離れた遠くにあることもあります。

　俳優や歌手は公演で緊張感を持って仕事することを求められますが、これがキレのある良い演技への刺激になっています。しかしながら、過度の緊張や重圧が優勢になると、パフォーマンスへの不安が増し、大きな問題を引き起こします。準備が不十分な場合や、声を出して歌う準備が十分できていない場合には、ストレスが増えることがあります。パフォーマンスの後にも、

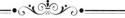

典型的には手厳しいまたは毒舌の批評家による酷評が歌手や俳優を傷つけ続けます。

興行主、指揮者、劇場の管理者、教師や両親がストレスをより悪化させます。こうした過度の要求は、時に歌手の発声能力を打ちのめすことにもなります。

こうした環境は、声の緊張や、後々には発声障害を引き起こします。ストレスが増すと筋緊張も増し、過度の機能亢進は頚部や肩、舌の緊張を引き起こし、胃酸の増加や逆流による食道炎をも引き起こします。

公演芸術の分野では凄まじい競争がありますが、多くのアーティストは協調的である自分に誇りを持っていて、さらに協調的であろうとします。しかし、この順応性がストレスの問題を引き起こしうることを代理人や舞台監督は認識しておくべきです。舞台人には、舞台上で叫ぶことや喫煙すること、また声を酷使することを拒否したら、仕事を失うのではないかという恐怖心があるのです。

すべての歌手や俳優、特に経験の浅い者は、いろいろな舞台上での恐怖、不安感、アガリを経験します。茫然として口がきけなくなったり、音符やセリフを忘れるのではないかというのは、よくある恐怖です。失敗するのではないか、という恐怖は圧倒的で、すべての理性的な思考は湧き上がってくる恐怖感によって混乱させられます。

公演の不安やアガリは、胃の中に複数の蝶がいる感覚、掌に冷たい汗をかく、ホットフラッシュ（ほてり、のぼせ）、発汗、頻脈、胸の痛みや窮屈さ、筋肉の痛みやハリ、疲労、足のすくみ、口の渇きなど、様々な形で現れます。過呼吸はめまいを引き起こし、浅い呼吸、胸の窮屈さ、吐き気や、コントロールを失う感覚などを生じさせていると考えられます。British Association for Performing Arts Medicine Trust & Actors' Equity[*1]によって行われたウエスト・エンドで働く100人以上の俳優たちへの調査によると、41％が舞台前には神経質になり、それがパフォーマンスに悪影響を与えているとしま

した。そして、3分の2の俳優は、それが年齢とともに悪化すると考えていました。また約6%が薬物療法を受け、11%が舞台前にアルコールを日常的に摂取していました。

コントロールできる程度の恐怖でも声に現れます。声は舞台上の不安感を表す鋭敏な指標となります。歌手は完全に自らの声に依存しており、ストレスが声の変化として現れることは珍しくありません。心因性や機能性発声障害という用語は、身体的に声帯の変化は観察されないのに、音に変質がみられるという声のトラブルを示すのにしばしば用いられます。歌手が自らの喉頭の位置をどうとるか、体をどう構えるかで、声が高すぎる、または詰めすぎるといった違いがでます。

オーディションもまた主なストレス源です。俳優はオーディションが彼らの仕事の日程に配慮なく、事前の予告もあまりないまま組まれると感じています。前述した調査では、5人のうち4人の俳優が、オーディションでは全般的に、人としての俳優に対する礼節に欠けている、と述べています。若い俳優たちは、たいていオーディションの現実と仕事を得られないということに慣れていません。一方で年上の俳優たちは、見下されるような態度で対応され侮辱されると同時に、年齢によって差別されていると考えるかもしれません。

 ストレスへの対応

ストレスを受けた歌手や俳優が嗄声を発症すると、発声のコーチや先生は、それが本当に完全なストレスによるものか、または身体の異常によるものかを判断するのが難しいことに気づくことがあります。すべての状況下において合理的で十分なサポートと手助けが与えられるかぎり、歌手や俳優の自信はよみがえり、問題は解決するでしょう。ゆっくりと息を吐き出し、気持ちが鎮まるようにイメージすることも一助になります。

もしも自分の評価を落とすようなことが起こったら、歌手や俳優は自己の評価を高めるため、積極的に動くべきです。歌手や俳優（と舞台監督）は記憶に残るような良いパフォーマンスを短期間しか覚えていないものですが、悪いパフォーマンスは決して忘れないものなのです。ストレスがかかった時、歌手や俳優は過去のまずい公演を病的に思い起こすものです。さらに新たな自信づけが必要な時は、音声専門医と言語聴覚士が合同でコンサルテーションすることがしばしば助けになります。もし喉頭が正常であれば、音声専門医から自信を与えられますし、さらに完全な自信を得るために言語聴覚士からアドバイスを受けることもできます。

医師は時間の許す限り、俳優や歌手の舞台での動作をみるべきです。また歌手や俳優は、医学用語の犠牲になってはなりません。医師は、柔軟性のなさや鈍感さから、そしておそらく歌手や俳優の身体的・精神的問題に対する無知を隠すために、しばしば医学用語を使うのです。患者に新しい自信を与えるためにも、医師はアーティストの関心事に耳を傾け、自分の声が最高だという歌手や俳優の自負心を心に留めておかなければなりません。

ボーカル・アーティストはプロとしての評判や収入、さらには多くの場合は生活の充実感の大きな部分が、呼吸器や上気道の健康に依存していることを理解しています。ですから彼らはノドが健康かどうかを心配しており、ノドのトラブルによるパフォーマンスの失敗は、信頼や評判を傷つけるであろうこと、また恒久的なダメージにより、いずれは自分の声と経歴が損なわれる結果を招くであろうことを知っています。

また彼らは様々なノドの感覚について、「声の生成」の構造や機能を間違った認識のまま分析しようと試みます。そしてその馬鹿げた考えに取りつかれて、さらに不安が増すのです。すると彼らは恐怖に苦しめられ、燃え盛る不安の炎は、仲間からの善意ながら根拠のないたくさんのアドバイスによってさらにあおられます。

今日の劇場では、ミュージカル、オペレッタ、オペラの区別があいまいになってきていて、正統派のオペラ歌手は会話が多く含まれた脚本と取り組む

ことになりますし、逆に俳優はほとんどオペラのような音楽的要求に直面することになります。経験と技術の欠如から、これらの新たな課題をこなすことは舞台のストレスを増やすことになります。

ストレスは通常、身体的要素と心理的要素が相互にかかわり、組み合わさったものです。

例えば、不安に関連した声道の渇きにより声がわずかに変わり、それにより、さらなる不安が生じます。声がおかしくなった結果、それを補おうとして喉頭の活動が変化することで、声の疲労が増し、さらなる声の変化をもたらします。緊張性の頭痛がよく起こるようになり、頸部や舌の過剰な活動に関連した筋緊張性の発声障害により最終的に声帯結節が発生することがあります。

疲労に打ち勝つためにコーヒーを、頭痛・筋肉痛を鎮めるためにアスピリンを摂取することがありますが、いずれも胃の刺激症状を悪化させます。

大きな演目が上演される熱狂的な数週間に、俳優や歌手は全身性の疲労に至ることが稀ではありません。これは身体と心理的ストレスの重なったことによるもので、演奏家が「アドレナリンで駆け抜けた」代価です。身体的に疲れている時は感染症への耐性が低下します。感染症は免疫系にさらに負荷をかけ、そして悪循環となるのです。

 ## ストレスの管理

こうした一連の出来事と闘うために、パフォーマーは適度な休養、適切な水分補給と栄養が欠かせません。ビタミン類は有益ですが、特に脂溶性のビタミン（A、D、E）は中毒レベルまで体内に蓄積することがあるため、過剰に摂取すべきではありません。水溶性のビタミン（C、B複合体）は多めに摂取しても構いません。適切なエクササイズは重要な器官や筋肉への循環を増し、健康的な感覚を生じさせます。

公演前の不安は、俳優や歌手が受け入れを歓迎すべき正常な刺激で、これがキレのある動きや演奏を作り出します。アスリートやボクサー、フットボ

ール選手が試合前に攻撃的な状態になると、アドレナリン分泌に伴って脈が速くなり、武者震いが起きるなどの症状が出てくるのは、よくあることです。

調査では、演奏の前はほとんどの人がアドレナリンの上昇があるといわれていて、パフォーマーは公演のはじめには過覚醒と感じられる状態であると思われます。10分程度の後には、演奏家は最適な覚醒状態に落ち着き、それからはうまい具合に運びます。一方で、疲労や無気力、眠気のために演奏家の覚醒レベルがはじめから低いと、より無気力な状態に陥り、ベストを尽くせる状態ではなくなるのです。

演奏をぶち壊したり障害するほどに心理的なプレッシャーが重いものになったら、カウンセリングやストレスマネジメントを導入すべきです。ずっと継続している問題であるなら、特にそうしなければなりません。不安に満ちていたり気が滅入っている演奏家は、往々にしてストレスフルな社会的、家庭的または財政的問題を抱えているものですが、それはマネージメント側や同僚には気づかれないこともあるのです。

物事に集中できないことと慢性的な疲労感が、医師により身体的なものではないと診断された時、それはうつ病による症状かもしれません。その時はカウンセリングや向精神薬が助けになります。音声専門医は、公演の重圧がかかっていることを理解する必要があります。気軽に背中を軽く叩いて、「あなたの声帯は素晴らしい。これはストレスでしょう」と言ってはなりません。将来起こりうる問題に対する対処法をアドバイスするためには、歌手や俳優の詳細な経歴と社会歴を手に入れることが、明確な病歴を得るのと同じくらい大切です。

音声専門医は、検査結果を伝える際に症状が身体的なものか心理的なものかを明確に区別することで、歌手や俳優が無駄な薬物療法を受けることや出演キャンセルを避けるのを手助けすることができます。このような状況の時、パフォーマーにその人の喉頭の映像を見せることが有効で、例えば歌の機能は全く正常で障害は起きていない、という音声専門医の診断をよりよくわかってもらう手助けとなります。安心と今後の参考のために、患者に記録した

写真を渡します。

　第2章で議論した「歌うべきか、歌わざるべきか」の決断は、患者と音声専門医で共有されるべきものです。上演にあたって、発声機構に与えるダメージのリスクを最小限にすることは、双方ともに何であれするべきです。アーティストにとって、1つの公演を失うのは、とても深刻なことです。プレイヤーの名声や多くの人々の何カ月分の収入といった巨額の費用がかかる演劇やオペラの命運は、何週間というより、ほんの数日のノドの調子を良好に保つことにかかっているのです。

　この点に関して、音声専門医は歌手や俳優から明確に聴き取る必要があります。克服できない「声」の問題が実際には心理的なものであることが正確に確認され、効果的に処置されれば、公演のキャンセルを免れることができます。特定の公演に関して歌手が不安を抱いている場合、その公演のせいではなく、前後数週間の過密スケジュールによるものであることが時折あります。

　公演キャンセルは「諸刃の剣」です。頻繁にキャンセルするアーティストは信頼できないという評判が立ち、それは長い期間、彼らの経歴に明らかに影響を与えます。一方で、もしキャンセルせずに冴えない公演になった場合、特に公演初日や早い時期であればひどい批評がなされ、アーティストと医師の双方を悩ませます。これらはすべて音声専門医との相談期間中に起こる事柄です。

　声の休息に関しては、控えめかつ適切に行われるべきです。過去の見解では、上気道の感染症や使い過ぎによって引き起こされた機能不全を治療するのは無意味とされ、代わりに劇場から10日間の休養を認めてもらうのがよい、とされてきました。熱心なパフォーマーに対して、これ以上に不適切なアドバイスがあるでしょうか？　彼らの人生・生計は自身のノドの健康状態に大きく依存していて、当然ながらノドの健康に気を配っているのに。

　これは一流の野球選手やラグビー選手、フットボール選手、または小さい子供のいる母親に、風邪をひくたびに1週間の休養をとりなさい、とアドバ

イスするのと同じくらい役に立ちません。声を使うアーティストは、公演の前に休養期間を持つこと、ショーの合間は可能な限り平穏、静寂に過ごすことが大切です。

日常生活の発声も、会合であれ、レストランや電話であれ、気をつけないといけません。公演の間、歌手や俳優は煙草の煙が充満した環境の騒がしいパーティーは避けるべきです。2日目の公演は多くの場合、初日のパーティーのせいで台無しになります。通常、試合前夜のアスリートに3〜4時間のパーティーに参加することは期待しません。

歌手や俳優は、占いに惑わされたり、失敗するのではと予想したり、過去のできの悪い公演が当然の結果だったという感情により、不安のレベルを上げてしまいます。明らかな苦悩の状況を大きくすることによって、アーティストは不安を増大させます。歌手がその才能や強み、成功を過小評価すると、状況はさらに悪くなってしまいます。過剰な一般化は、数少ないネガティブな経験を、例えば「私は決してオーディションでうまくいかない」といった鉄壁のルールにしてしまいます。習慣的にこのように考えてしまう歌手や俳優は、出演する準備ができるかどうかに悩まされます。1つの疑いが葬り去られても、別の疑いが生じます。舞台前の時間ずっと、トップ検察官とおびえた被告の双方の役割を演じながら反対尋問をするかのように過ごすことになるのです。

不安の自己評価と管理

不安が大幅に軽減しても、口の渇きが持続することが時折あります。こんな時は、1分間ほど舌を奥歯（大臼歯）の間に優しく固定することで、唾液の分泌が促されます。あるいは、レモンドロップや、トローチをなめたり、人工唾液スプレーを使ったりすることで、ねばねばした分泌物を洗い流すのも助けになります。

ストレス管理コースを受講した経験のある管理者であれば、早急にカフェイン入りの飲み物をやめるよう助言します。これには濃いお茶やコーヒー、コーラも含まれています。カフェインにより一時的には力を得られますが、長期的には筋肉や骨からカルシウムを流出させ、疲労へ至ります。1日に20杯以上のコーヒーを摂取すると、ほぼ最高潮まで不安が増すことが知られています。

いったん、コーヒータイプの飲み物をやめると、歌手や俳優はカフェインによる心血管系への刺激が少なくなって、頻脈や動悸も落ち着くでしょう。もし慢性的にコーヒーを飲む習慣があるならば、離脱症状の頭痛を避けるため、徐々に減らさなければなりません。

公演中の不安感への対処はカーテンが上がる15分前だけのことではありません。呼吸、リラクゼーション、自己容認などのテクニックは、公演前に十分に実践し、習慣として身につけておくべきなのです。普段の生活で不安やストレスが多いほど、公演の不安が多くなる傾向があることを覚えておいてください。

この点に関して、人生におけるストレスから逃れるためには、一般的なストレス軽減プログラムを利用することが必須です。しかしながら、公演の不安の根本的な原因が本来は心理的なものであり、現時点で表出していないのであれば、ストレス軽減プログラムを学ぶ時間が必要です。成功するかどうか本当に恐れている場合や演奏するたびに戸惑いの感情が出てきてしまう場合などは、不安軽減の技術がうまく機能しません。

ストレスを扱うこのプログラムを導入する最初のステップは、契約を結ぶ前に、その作品が自分のレパートリーの範囲内であるかどうかを確認することです。自分の能力を超えた契約を結ぶのは愚かです。限られた準備と乏しい発声技術のみでミュージカルシアターで歌う役を受けるダンサーは、絶えずストレスにさらされることになり、ほどなく筋緊張性発声障害を発症するでしょう。

ヨガや瞑想といったよく試されるリラクゼーション技術は、マッサージや、頸部や背中の筋肉を温める方法と同様におそらく有益でしょう。もしパフォーマーが、気難しいディレクターや指揮者、他の出演メンバーによって、本当にストレスの問題が悪化していると感じているなら、パフォーマーの許可を得て、誠実な仲介者としての医師から、劇場管理者へ問題解決の電話をすることが、混乱状態を鎮める一助になるでしょう。

心理療法

　プント〈1979〉はプロとアマチュアについて、前者は好きでないと感じても仕事ができるのに対して、後者は好きと感じてもできない、と冗談交じりに定義しています。それでも、長期の公演にもかかわらず毎週毎週、不安な感情に耐える例外的なアーティストがいます。

　不安は、ストレスの多い出来事に対する自然な感情の反応です。歌手や俳優についてはたいてい数時間のみ続くものですが、何日も何週間も継続しうるのです。ごく稀に、数年にわたって続き、日常生活を妨げることもあります。医師や臨床心理療法家、地域精神医療を担う看護師によってしばしば取り組まれる方法に、カウンセリング、認知療法または行動療法があります。

　両親や、時には患者の家族とのディスカッションを伴うカウンセリングは、不安や生活上の支障を解決するために、歌手や俳優が持つ資質をどう活用して取り組むかを助言することを目的にしています。

　認知行動療法は、不安を悪化させ長引かせる思考パターンをいかに変えるかを教えることを目的にしています。例えば、不安を覚える歌手や俳優にはしばしば動悸があり、心臓発作の前触れと思い込んでしまいます。このような思い込みを変えることにより、認知療法は不安を軽減に向かわせることができます。

　行動療法は、物事に対処するのに役立たない方法をいかに置き換えるかを教えることを目的にしています。もし患者が過去の不適切な思考や行動のパ

ターンを学び直し、状況により適切な方法で対応できるより良い方法を習得すれば、不安は和らぎます。British Performing Arts Medicine Trust や Arts Medicine Organizations in the USA[*1] のような組織は、不安の問題を解決する手助けをする経験豊かなアドバイザーやカウンセラーが情報を提供し、薬物療法の代わりとされています。他のテクニックとしては、録音された音楽や声を使ったリラクゼーション、肩をリラックスして深い呼吸をする方法もあります。深い呼吸を学ぶ際は、過換気にならないよう慎重を期する必要があります。

薬物療法、薬と不安

薬物療法はパフォーマーの不安に対して、有益でもあり有害でもあります。消炎剤やプソイドエフェドリン[*2]、いくつかの喘息治療薬など、神経を過敏にする薬は、心拍数を上げ、全般的に不安を高めます。

抗ヒスタミン剤、抗うつ薬、鎮静剤や酔い止めなどは不安を生じさせる薬ではありませんが、不安時のノドの渇きによく似た状態を生じ、発声困難を引き起こします。ベンゾジアゼピン系抗不安薬などは不安の症状を軽減するために広く使われてきました。これらの薬を使う場合は、依存症のリスクを避けるため4週間以上投与しないなど、細心の注意を払うべきです。

プロプラノロールのような β ブロッカー[*3] は、舞台上での震えを軽減すると考えられたことから、特に弦楽器奏者などの音楽家や演説家もまたこの薬を使ってきました。音楽家については過大な不安による震えを治療する場合もありますが、多くの専門家は声楽家が見境なくこの種の薬剤を服用すべきでないと考えています。β ブロッカーは、発汗、動悸、震えなど、身体的な症状が中心の場合に最も効果的ですが、恐怖や不安など心因性の症状にはあまり有効でないことがわかっています。演奏家によっては、これらの薬を使うと精彩に欠ける演技になることに気づいています。

β ブロッカーは医師の指導の下で服用しなければならず、演奏家は本当に

不利益よりもメリットが大きいのか確かめるため、コンサートの前に少なくとも 1 回は試しに使っておくべきです。この薬が、認知機能や精神運動性の活動性、知覚を害することなく動悸や震えを防ぐとは限りません。不安やストレスに対する感受性の低下は、感情や音楽的表現にかかわる感受性の低下をも意味します。βブロッカーには他に、低血圧や血液疾患、喘息、著しい気管支痙攣など、潜在的に重篤な副作用があります。一般には、他の不安を軽減する治療戦略が試みられるまで、βブロッカーの使用を控えるのがよいと考えられます。

　アルコールは、エンターテインメントの世界ではごくありふれた「クスリ*4」であり、社交的に飲酒をたしなむことは受け入れられており、むしろ期待すらされています。声道に対するアルコールの特有の生理学的作用は別として、心の支えとなり、不安を和らげ、抑制に打ち勝つ助けとなります。アルコールは不安を和らげるように見えるものの、一方で協調性や集中力、判断力にも影響を及ぼします。アルコール摂取量が増えることで危惧されるのは、βブロッカーと同様、から元気や虚勢を引き起こすことです。パフォーマーはうまくいったと感じますが、その夜の舞台での貢献は精彩に欠けるものとなるでしょう。神経を鎮静し、感情を落ち着かせるためにアルコールを摂取することは、いずれ過度の摂取を引き起こし、大惨事へと至ることになるでしょう。

　女性のほうがアルコールの作用に苦しめられやすいですが、これは男性よりも水分含有量が少なく、アルコールが濃縮されるからです。上演がない時でも、女性は 1 週間に 14 ユニット*5 以上、男性も 21 ユニット以上は飲むべきではありません。蒸留酒は禁忌であり、ワインを飲む際には 1 杯ごとに水を 1 杯飲むべきです。約半数のアジア人はアルコール分解酵素が不十分であるため、特にアルコールに対する耐性が低いです。

　飲酒後まもなく、血管拡張によって顔面が紅潮し、ほてり、脈拍の増大、低血圧の影響が飲酒者に現れます。これらの不快な感覚は飲酒を抑止することになります。アルコールは 1g 当たり 7.1 カロリーであり、ある調査によ

ると、アメリカでは総摂取カロリーの 10％はアルコール飲料によるものといわれています。アルコール依存症者では、これが 50％にも及び、特にタンパク質やビタミン B 群の欠乏などの深刻な栄養障害を引き起こします。

とはいえ、大酒家として知られる偉大な歌手もいます（ユッシ・ビョルリング*6 が思い起こされます）が、一般には歌うことと飲酒は、快適には共存することはありません。上演前に飲酒するパフォーマーには "信頼できない" という破滅的で不名誉なレッテルが張られ、これはどのコンサートホールに行ってもついてまわります。

煙草を吸うことは、肺や喉頭に著しい害を及ぼします。自らの神経を鎮めるために喫煙する歌手や俳優はニコチン依存となるので、すぐにでもやめるべきです。

大麻を吸うことで歌手や俳優は「私の心は穏やかで幸せだ」といった偽りの感覚に陥り、咽頭や喉頭には煙草よりも多大な刺激を及ぼし、損傷は永続します。煙草と同様、吸いはじめから肺の損傷や循環器疾患、悪性疾患発症までには潜伏期間があります。炎症性の肺の変化や慢性的な咳、呼吸器感染症は喫煙者と似ていますが、大麻では若い人にも起こることが珍しくありません。大麻の主な有効成分である 4- 水素化カンナビノール*7 は循環器系に影響を及ぼし、突然死に関与するとされています。大麻吸入後 1 時間以内に心筋梗塞を発症する可能性は 4.2 倍になります。ポップス歌手に大麻を勧める「とりまきやファン」は、短い歌手生命とパフォーマンスの失敗を勧めていることになります。

コカインやその他流行の気晴らしとなる「危険ドラッグ」も、心血管系や神経系に多大な作用があり、重大な健康被害をもたらします。

*1　公演芸術家の健康を支援する団体。
*2　天然に存在するエフェドリンと類似の作用（交感神経興奮作用）をもつ。
*3　交感神経のアドレナリン受容体のうち、β受容体のみに遮断作用を示す薬剤のこと。不整脈などの循環器系疾患の治療に重要な薬物。
*4　乱用される薬物。覚醒剤、大麻、MDMA・MDA、ヘロイン、アヘン、向精神薬、

シンナーなどの有機溶剤、危険ドラッグ。
* 5 英国ではアルコール飲料の量をユニットで表す。1 ユニットは純エタノール 8g（10ml）。日本のビール（5％）1 缶（350ml）は 1.75 ユニット。ワイン（12％）では小さめのグラス 1 杯（125ml）、スピリッツ（蒸留酒 40％）では 25ml が 1 ユニットにあたる。女性は 1 日あたり 2 ユニット、男性は 3 ユニットが上限と推奨されている。
* 6 有名歌劇場で活躍したスウェーデン出身のテノール歌手。
* 7 4-水素化カンナビノール：

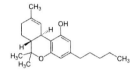

Care of the
Professional
Voice

Part **IV**

ノドに問題が
生じた場合——
診察・投薬・手術

Part IV　ノドに問題が生じた場合——診察・投薬・手術

10 「音声専門医」を受診する

　歌手や俳優は、経歴の中で、時に音声専門医を受診することがあります。他の大半の患者と違って、歌手や俳優が受診するのは、まさに自分の生活の糧を医師に託しているわけで、しかも緊急事態に陥ってから専門的な助言と治療を必要とすることが少なくありません。そのような診察を有効なものにするために、パフォーマーは診察に何を期待し、どうすれば与えられた助言を最大限に活用できるかを知っていなければいけません。

「音声専門医」に求められること

　耳鼻咽喉科専門医の多くは、声の患者の治療にあたりますが、中には、声そのものやパフォーマーに特別な関心を持つ医師もいます。またその中には、自分自身も歌や器楽演奏、熱心な聴き手として、個人的に音楽に関心を持っている人もいます。さらに、声に関して、より専門的な知識を習得している人もいます。一般的に、研修医期間に音声障害についての教育を受けることはまずないため、音声の診療にたずさわる医師は、追加的な教育を受けたり、あるいは、歌手や声楽教師または言語聴覚士とともにすでに何年も仕事をしている見識のある音声専門医のもとでさらに訓練を積むことになります。

　音声障害に関連する専門用語には特殊なものがあり、医学以外に、音楽や心理学領域の用語が含まれます。プロの声に対処する際、医師には共感や洞察力が必要であり、さらに自分の時間や都合を犠牲にしなくてはなりません。国際的なスターを育てるために、このような専門医は多くのお金のない音大生を治療し、将来の音楽と声楽の進歩のために、こうした若者たちの財政的な限界を喜んで受け入れるのです。

114

ほとんどの歌手は、同僚や雇用主または劇場管理者から音声専門医を紹介されます。ツアー中や見知らぬ土地に滞在中などは、こうした紹介が非常に有用です。通常、治療は短期間であり、同僚の口コミ推薦は大変役に立ちます。しかし地元で音声専門医を選択する際には、ある程度時間をかける必要があります。医師との関係はおそらく長期にわたるものになるので（必ずしも頻繁には受診しないとしても）、複数の音声専門医と会ってみてから決めることを勧めます。歌手にとっては、高度の専門的技術を持つ有能な音声専門医を選択することが必須ですが、それと同じくらい重要なのが医師と患者の相性です。親切で心くばりのある医師は、パフォーマーが行きあたるであろう肉体的・精神的な問題に配慮してくれます。ささいなことでも電話で相談したり、急な受診ができるくらいに、医師とは良好な関係を築く必要性があります。

　歌手を管理する音声専門医には、２つの学派があります。伝統的な学派は主に、薬物療法や自信を回復させるような心理的サポートを基本とします。この学派は、解剖学的な身体の構造などにはとらわれず、イメージを重視するタイプの音声教育に沿っていて、昔ながらの医師と患者の関係を長年保ってきました。しかし一方で、音声教育と音声医学の両面でより新しい傾向を目指す学派があります。その学派では、写真とビデオ録画を利用して、歌手に歌声の解剖学と生理学に慣れ親しんでもらおうとします。歌手は、声の生成のメカニズムを知るのみならず、容易に喉頭を観ることができます。このような診療の進め方により歌手は大きな洞察力を得ることができ、治療の過程に歌手自身が積極的にかかわることにつながります。良い例として、喉頭の位置の異常を修正するために視覚バイオフィードバックを活用する方式があります。

　この２学派の方針と方法は全く別なもののように見えますが、歌声を回復させ、表現力を最適化しようという最終目的は同じです。したがって、歌手の診療方針として最も望ましいのは、これら２つの考え方を統合していくことです。理想的には、すべての歌手が自分の喉頭所見を知っていて、比較の

ための基準となる正常時の自分の声帯の写真を仕事の時にはいつも持ち歩くことが望まれます。写真の品質は設備と照明によって異なるかもしれませんが、特にツアー中に初めての医師の診察を受ける場合などは、こうした写真は役立ちます。こうした正常時の写真を参照しないと、最善の注意を払っても喉頭所見について誤診する危険性があります。

歌手は、振動している声帯のストロボ映像にも慣れ、できれば、いろいろな発声を試みた際の喉頭ビデオ録画を自分で持っていることが望まれます。誰の喉頭にも、あまり問題でないような些細な欠点があるもので、こうした点を知っておけば、歌手が無用な不安を持つこともなくなります。

しかし実際の診療では、投薬や吸入、注射が必要な時があります。キャンセルできない公演や、急性疾患、短期間でも消耗するようなツアーの場合には、解剖学と生理学とは無縁の特別な治療が必要となることもあるのです。理想的な音声専門医とは、一人ひとりの歌手のレパートリーや状況に即して、上に説明したような2種類の治療方針を的確に使い分けられる人です。

初診

音声専門医を見つけたら、初めは何でもない正常の状態で受診することを勧めます。これにはいくつかの目的があって、まず俳優や歌手が自分自身を医師へ紹介することで、診療記録（カルテ）が作られます。このカルテがあれば後に、何かの時に長距離電話で助言を求めることもできます。さらに、医師に患者の健常時の喉頭がどのようなものであるかわかってもらえます。そこで写真やビデオ録画のコピーを作って、歌手と医師の両方でこれを保管することも可能となります。声帯出血などの疾患が起こった場合、その経過を記録した一連の写真があると極めて有用です。

病歴

歌手が声の不調を訴える時には生活の糧も失うことを恐れているので、音声専門医はその訴えを真剣に受け止める必要があります。医師は病歴を聴き

取る際、話し方や態度から、声の使い方に問題がなかったかどうか慎重に見極める必要があります。歌手は話し声より歌声について訓練を多く積んでいますが、このことが劇場で問題となることがあります。特になじみのない方言やアクセントを使用する役を務める場合には、話し声より歌声を効果的に使用します。医師は、歌手の声の明瞭性を注意深く聴き取り、気息音（息混じりの声）の有無に注意を払います。気息音は技術の拙さによる場合と、実際に何かの支障による場合があります。同様に、他に異常がないかを見たり聴いたり、あるいは他の方法で感知していきます。

　患者の側では、歌手は初診の際、自分の声の病歴をすべて提示する用意をしておく必要があります。これはたいていの場合、質問用紙を渡されて記入するものですが、医師からの質問に口頭で答える場合もあります。

　病歴には、今までの歌唱歴の詳細、歌のタイプ、訓練内容、レパートリーなどが含まれます。また音声専門医は、これまでの歌唱経歴の中で、些細なことであれ歌声に何か問題があった経験があるかについて詳しく知る必要があります。一時的な嗄声など、ごく軽くても繰り返し起こっていたような症状は、それまで何か医学的にあまり関係のないような病気のせいにされたりしていながら、実は今まで十分に治療されたことがない慢性喉頭疾患の兆候であったというような場合があるのです。こうした「エピソード」の時間的経過をはっきりさせれば、こうした障害の本質が明らかになります。

　歌手は、音声専門医が必ずしも声楽の専門用語に精通していない場合でも主訴を明確に説明する必要があるという点を念頭におきながら、特にどのようなことが問題なのかを伝えなければいけません。パッサッジョ、胸声、頭声などの用語は医学部では教えられませんし、自分の苦しい状況を十分に納得してもらえない限り、患者の主訴は些細なものとしてとらえられ、何ら医学的な助けを得られないという危険があります。何が問題なのかを明らかにするため、その場で歌わされることもあり、その場合はキーボードが役に立ちます。また、自分の声を録音したものを持参して医師に聴いてもらう場合

Part Ⅳ　ノドに問題が生じた場合──診察・投薬・手術

もあります。

　医師は病歴を聴取する際、患者の問題点と、どのような声が仕事上必要とされているのかを十分に理解する必要があります。アマチュア合唱団の歌手の場合と、ロック歌手やオペラ歌手とは患者の要求度が違ってくるのですから。

検査

　適切な検査とは、発声器官の構造と機能の両面について調べるものです。発声器官の解剖学的側面については、耳、鼻、口腔、咽頭、および喉頭を含む頭頸部の全領域について調べます。他にも、補助的に重要な意味を持つ領域として、呼吸、胸部、姿勢にも注目しますが、これらは脊柱、腹部、全身から影響を受けています。喉頭は喉頭鏡や内視鏡検査で観察されます。これらの方法にはそれぞれ長所と短所がありますが、それについては後述します。

　声の機能検査は、医師自らあるいは音声療法士の協力のもとに行われます。患者の歌手としてのこれまでの経歴を考慮して、いろいろな発声をさせてみます。まず話声位（普段の話し声）に注目します。歌手は通常、話声位を練習しておらず、往々にして低過ぎることから、実際の歌唱よりも潜在的に有害になっていることがあります。次いで、低い胸声から頭声までの声域を調べますが、特に声のパッサッジョと最高音に注目して評価します。小さい声は特に出しにくいもので、最高音を小さい声（pp）で出させてみます。

　解剖生理学的検査は喉頭ストロボスコピーと同時に行われますが、これについても後述します。

喉頭検査法

　診察室で喉頭を検査するには、間接喉頭鏡、軟性喉頭ファイバースコープまたは硬性喉頭内視鏡を用いる3つの方法があります。4番目の方法は直接検査で、大きな顕微鏡を用いて手術室で全身麻酔下に実施されます。

10 「音声専門医」を受診する

▽間接喉頭鏡検査

　間接喉頭鏡検査では、小型の喉頭用の鏡を口腔の奥に挿入します。患者の舌を前方に引き、咽頭の後方を広くします。検査に際して医師は、喉頭鏡を傾け、額帯鏡の光を使い、舌の後部から喉頭まで観察します。検査は簡便で迅速に行われ、比較的苦痛を伴いません。下咽頭と喉頭をありのままの状態で観察でき、使用する光の色温度によって、明視下に見ることができます。医師は両眼視ができるので、間接喉頭鏡検査は3つの方法の中で最も三次元像をとらえやすいものです。

　間接喉頭鏡検査には欠点もあります。絞扼反射が起こりやすい患者では、喉頭鏡を口腔内に挿入できません。このような場合は局所麻酔薬を噴霧することが有用です。患者が不快感を持ってしまうと、声帯を瞬間的にしか見ることができません。喉頭蓋が湾曲し喉頭腔を覆っているような患者では喉頭全体を見ることができず、特に声帯前連合を検査するのは困難です。また、この方法のもう1つの欠点は、所見を再確認するための記録ができないことです。

▽軟性喉頭ファイバースコープ検査

　軟性喉頭ファイバースコープ検査では、鼻に細い器具を通します。器具は多数のファイバー束が入った屈曲可能なケーブルです。ファイバースコープの先端は曲げることができ、咽頭の後方、下咽頭まで容易に挿入できます。器具を廻して視野を調節すれば、咽喉頭部の全体を見ることができます。

　軟性喉頭ファイバースコープ検査の利点は、患者の不快感を最小限に抑えられることです。絞扼反射も避けられます。通常、鼻腔に麻酔薬や血管収縮剤を噴霧することで、器具をスムーズに挿入することができます。また、視野を塞ぐ喉頭蓋を避けるようにして、それより下方の声帯の全長にわたって観察することが可能です。技術に優れた医師であれば、ファイバースコープを声帯表面上1mmまで近づけることができます。ファイバースコープを使えば末梢まで視野に入れることができ、喉頭のパノラマ像が得られます。このことは、間接喉頭鏡より扱いにくいという欠点を十分に補うだけの価値が

あります。

　舌が前方に引かれなければ、咽頭後部の所見がより自然な状態で見られてよいと考える医師もいます。声門上部の異常な形や動きを見ることも可能です。軟性喉頭ファイバースコープ検査ではそれほど苦痛を伴わないため、患者は歌ったり呼吸したりできますが、これは間接喉頭鏡や硬性喉頭内視鏡ではできないことです。また、ビデオカメラやスチールカメラ、ストロボスコープと組み合わせて使用すれば、後から分析や教育に活用することができます。

　欠点は画質がやや劣ることです。画像は、何百もの小さい点（ビット）が信号として送られ（画素と同じでないが類似した性質のもの）、これを検査する医師の目で"合成"しているのです。画像のビット間に小さな黒い空間があるため、画像の質が落ち、毛細血管拡張症などの微小病変を不注意で見落とす危険性があります。繰り返し使用していると、軟性喉頭ファイバースコープ内部のガラス繊維が壊れて、黒い斑点として画像に現れてきます。

　個々のファイバー束の光学系は、間接喉頭鏡や、次に説明する硬性喉頭内視鏡ほどよくはありません。軟性喉頭ファイバースコープでは、喉頭全体が観察できる代わりに、周辺部の画像の歪みも生じます。記録された画像は通常小さく、拡大すると鮮明度はさらに低下します［最近は電子内視鏡が開発され、画質は格段によくなっています］。

▽硬性喉頭内視鏡検査

　硬性（経口）喉頭内視鏡検査は、金属管を口腔内に挿入します。前方視野方向が70°か90°程度のものを通常使用します。患者は口を開けて、舌を前方に引き出してから、口腔内を経て咽頭へ挿入されます。そして、潜水艦の潜望鏡のように"辺りを見渡す"と、下咽頭と喉頭が観察されます。硬性喉頭内視鏡の内部には、像に焦点を合わせて画像を転送できる一連のレンズが組み込まれています。この検査の辛さは喉頭鏡検査と同程度で、ほとんどの患者が耐えることができます。

　これら3つの検査法の中では、硬性喉頭内視鏡検査を用いた場合に、全体

として最もよい喉頭の画像が得られます。間接喉頭鏡のような鏡像ではありませんが、レンズ群を通して得られた画像は軟性喉頭ファイバースコープより光学的に優れています。画像は拡大され、しかも通常、ビデオレコーダーに送られて、さらに拡大されます。声帯遊離縁が明確に観察できるので、ビデオストロボスコピーでは硬性喉頭内視鏡が優先されます。通常、画像は容易に検索できるように記録されます。

ただし、この検査には2つの難点があります。第1に、軟性喉頭ファイバースコープでは有り得ない状況での検査となるため、いくら試みても観察できない患者がいます。短い顎、大きな舌、および浅い咽頭の患者では特に難しいのです。喉頭蓋が喉頭腔を覆っているような例では、かなり視野が妨げられます。第2に、舌や舌骨筋群が前方に引かれるため、患者は自然な発声ができません。

硬性喉頭内視鏡検査を使えば素晴らしい喉頭画像を得ることができますが、やはりこの場合でも、舌根部と下咽頭ではある程度の像の歪みを生じます。しかしながら全体的に見て、硬性喉頭内視鏡検査は声帯所見の詳細な解剖学的記録に適していると言えます。

喉頭ストロボスコピー
▽ストロボスコピーの原理
ストロボ照明は高速の閃光を断続的に発生します。反復運動には周期がありますが、これは1秒間に起こる回数で表されます。ストロボ閃光が反復と同じ周期で発光されれば、運動している対象物が同じ瞬間に照らされます。そのため、像は動いていないように見えます。運動と閃光の速度をわずかにずらすと、動きのサイクルが異なる点を照らすことになり、見かけ上スローモーションとして観察できるのです。

▽ストロボスコピーの喉頭検査への応用
喉頭ストロボスコピー検査は、まさにこの原理を利用します。例えば、声帯は毎秒1000回振動するとします（高いドの下のシの音周辺）。この振動

に合わせてストロボ発光させれば、光がそれぞれの振動の始点を照らせば声帯は静止して見え、声門は閉じて（内転）見えます。同じ周波数で点滅している光を振動の中間に発光させれば、声門は開いて見えます。閃光のタイミング（頻度ではなく）をわずかにずらすことによって、声帯振動のどの瞬間も静止しているように見えます。

　声帯振動とストロボ発光の速度をわずかに変えると、光は各振動の異なる瞬間を照らして、スローモーションのように見えます。このことは、声門がどのように開閉するかを観察する際に特に役に立ちます。喉頭ストロボスコピー検査では、発光器を軟性喉頭ファイバースコープや経口的硬性喉頭内視鏡のどちらにも取り付けることができます。このように声帯運動をスローモーションで見せることが可能な器具は、他にありません（高価で非実用的な、超高速映画法は別として）。

▽ストロボスコピー検査で明らかになること

　声帯振動は複雑な連続運動で、振動周波数と発声の強さにより大きく変化します。通常、声帯振動は声帯をカバーしている粘膜層の関与が大きいものです。この粘膜層は声帯靱帯と筋肉に緩く付着しており、粘膜が声帯の表面に沿って波打っているように見えます。胸声、頭声や裏声では、それぞれ振動の頻度が変化するのが観察されます。

　ストロボスコピーは、完全な喉頭検査には不可欠な検査です。受診の際に毎回実施する必要はありませんが、この方法を使えば他の検査では見られないような構造と機能の局面を明らかにすることができます。例えば中等度の浮腫（腫脹）は、ストロボスコピー検査を用いれば粘膜波動の損失を伴う粘膜の硬さとして明視できます。血液検査と異なって、ストロボスコピー検査は施術者の技術に大きく依存するもので、いかに実施され分析されるかは医師次第ということになります。

医療関係者との話し合い

検査が終了後、音声専門医は患者とともに検査結果について話し合います。その際には解剖図や模型が役立ちます。所見のビデオや写真は、歌手が問題点をよく理解するのに有用です。この検査結果説明の時間は、歌手が質問したり、気になることを話したりする大事な機会です。レパートリーや発声の技術面に関連する質問がある場合には、経験豊富な言語聴覚士が同席していると、とても役立ちます。

治療

治療計画を立てるにあたって、患者は改めて自らが意志決定をする立場にあることを実感するのです。ほとんどの慢性的な声の問題には、構造、機能（生理）、心理の3要素が関連してきます。薬物療法は構造上の問題の解決に役立ちますが、一方で心理的な問題の場合は、歌手が自分の治療計画を立てるにあたって医師と協力して取り組むことが必要です。急性あるいは軽度の症状には薬物療法のみで十分で、詳しい分析などを必要としません。したがって、慢性疾患の急性増悪と真の緊急事態を区別することは極めて重要です。

医師の再診

再診するまでの期間と、その際の検査内容は様々です。初診時に基準となるような所見が確実にとらえられていれば、再診は、ポリープや出血などがないかどうか簡単に診るだけで済み、ビデオ喉頭検査の時間や費用は不要になります。歌手と音声専門医の間に良好な関係が確立されれば、大西洋を挟んで電話することででも十分な治療効果を得られるのです。

Part Ⅳ　ノドに問題が生じた場合──診察・投薬・手術

11

薬と声

薬の副作用

　薬は、市販や医師の処方で入手することもあり、生活の至るところで見受けられます。どんな物質であろうと、体内に取り入れたものが声道と声に影響を与えうる潜在的な副作用があることを知っておかなければなりません。

　歌うことやプロとして話すことには、一連の神経と筋肉の活動が高度に協調することが必要ですが、それには腹部、胸部、頚部、喉頭の筋肉だけでなく、全身の中枢神経と末梢神経系が含まれます。

　これらの筋肉の一部がゆっくりと徐々に収縮している間、他の筋肉はより速く、連続的に、そして疲労することなく動かなければなりません。喉頭と咽頭の粘膜は、適切な発音のために湿っていてかつ柔軟でなければなりません。これらの領域の血液循環は適切な組織代謝のためには不可欠であり、血管は豊富で、有効に働き、弾力性がなければなりません。こうした簡単なまとめでも、薬物に影響を受ける主要な範囲に触れています。これには予想できるものもありますが、予想外の副作用が薬物治療によって出ることもあるのです。

　声帯が正しく機能するには、喉頭を覆う薄い粘液が常時流れていなければなりません。粘液はノドの後方で作られますが、声帯自体には粘液を分泌する腺がありません。喉頭室という仮声帯と声帯の間にある場所の内側から分泌される粘液で、声帯は潤っているのです。通常の声は、発声靭帯（ボディ）の上にある粘膜（カバー、覆い）の自由な動き（波動、流れのような動き）によって作られます。したがって水分補給は、声帯を覆う粘液の形成と、声

帯粘膜が動くための内部潤滑の両方にとって重要です。声帯の潤滑が不足していると、発声に影響が出ます。しかし分泌液の粘着性が高くてねばねばしていると、声の問題が生ずる可能性があります。したがって、音声専門医は処方された薬のあらゆる副作用に気づかなければなりません。

粘液で潤滑にならないと、声帯は正しく閉鎖することができません。これは特に、高音を柔らかく発声する時に顕著になります。粘液のねばつきがひどいと、塊を形成してボーカルフライ音のような異常な声を引き起こし、脱水が著しい時には、あたかも声帯ポリープができた時に似た声となるのです。適切な薄い粘液の層に加えて、声帯粘膜（上皮）は、粘膜の下にある声帯靭帯と筋肉の上で自由に振動しなければなりませんが、これには粘膜全体に十分な水分が必要なのです。

薬物は、この水分メカニズムを２つの方法で障害します。１つは、粘液の分泌と声帯表面の粘液の流れを妨げるというもの、もう１つは、脱水を引き起こすことで声帯上皮の不適切な振動を引き起こすというものです。

抗ヒスタミン剤は、粘液分泌を減少させる代表的な薬です。市販の風邪薬のなかには、消炎剤と抗ヒスタミン剤を含むものがあります。これらの薬物は巷にあふれ、特にアレルギーの季節には抗アレルギー薬として多くとられています。抗ヒスタミン剤は分泌物を乾燥させ、消炎剤は喉頭の表面の分泌物を粘稠度の高いものにします。

咳止めの多くは（特にコデインを含んでいるもの）は、喉頭を乾燥させる副作用のある物質を含んでいます。同様にノドを乾燥させる作用のある薬としては、何種類かの抗うつ薬の他、乗り物酔い、めまいや吐き気に効く制吐薬があります。

抗ヒスタミン剤も、吸入アレルギーや、蕁麻疹のような急性アレルギー反応の時に特に飲まれます。

抗ヒスタミン剤を必要とする歌手は、乾燥が最も少ない薬物を見つけるために、薬を試すとよいでしょう。

新しい抗ヒスタミン剤の中には、眠気やノドの乾燥が少ないものもありま

すが、アレルギーの状況によっては、より強い鎮静作用のある抗ヒスタミン剤よりも効き目が弱いこともあります。

特定の抗ヒスタミン剤に対する反応は、患者によって大きく異なります。ですから、パフォーマーは過去の経験に基づいて、特定の抗ヒスタミン剤の方が他の薬よりもよいことを医者に伝えなければなりません。

水分、乾燥との関係

一般に、抗ヒスタミン剤を服用している歌手は、水分摂取量を増やさなければなりません。3種もしくはそれ以上の乾燥と鎮静効果がある異なる薬が含まれている総合感冒薬には注意しなければなりません。推奨される服薬量は参考にすぎず、薬に対する反応と感受性には個人差があるということは強調しておかなければなりません。

上気道を乾燥させる薬は、非常に多くあります。現在使われている降圧薬の多くには、上気道の粘膜の水分を失う副作用があります。通常、高血圧またはうっ血性心不全を治療するために服用する利尿剤は水分を体外に排出する作用があり、乾燥を引き起こします。

ACE阻害薬を服薬している人の10 〜 25% には、ノドがむずむずして乾燥した咳が出ることがあります。その場合、同じ効き目があり、問題の少ない薬に代えることができれば、歌手にとって利点があります。

うつ病に使われる薬のなかには、ノドを乾燥させるものがあります。そのような場合も、代わりとなる適切な薬物に変更します。

風邪予防のために大用量のビタミンCを摂取すると過度の排尿を引き起こす場合があり、その結果、声道が乾燥してしまいます。

薬の副作用に関するより詳細な情報は、薬剤師から得るとよいでしょう。

上気道分泌物の粘性は、身の回りの環境が乾燥していることでも増します。主に蒸発により気づかないうちに水分を失うのは冬が大きく、外の寒い乾燥した空気と屋内の暖めすぎた部屋の影響によります。気道を潤すのに理想的

なものは水分で、水分摂取量を増やし、周囲の湿度を上げることです。演奏者への役立つ手引きとして、食事時に水を2杯、食間に水を1杯飲むことをお勧めします。

ジュース、紅茶、コーヒーやソーダなどは水の代わりとしてふさわしくありません。これらの飲み物には砂糖、カフェインのいずれかが含まれ、どちらの成分も利尿剤の作用をします。たとえ少量でも、カフェイン抜きといわれているお茶、またはコーヒーさえカフェインを含みます。一般に摂取される利尿剤とは、もちろんアルコールです。アルコールは水の代用にならないだけでなく、実は利尿作用を通して脱水を促進します。

普段お茶やコーヒーを程々に飲むのは構いませんが、歌手にとって水の代わりとなる唯一の飲み物は、カフェインを含まないハーブティーです。サリベート®のような人工唾液は口腔スプレーや飴の形状のものがあり、口の乾燥に役立ちます。しかし、喉頭または気管を潤すのには使わないでください。

気道の乾燥を引き起こすことが有り得る物質のもう1つのグループは、鼻づまりの治療で用いられる局所血管収縮薬です。粘膜の血管を縮小し、粘液を分泌する腺の分泌活動を減少させる作用があるため乾燥します。

熟練した歌手は喉頭の筋肉を綿密に調整する必要があり、感覚や調整に変化をもたらす薬は、こうした声の機能に悪影響を与えます。ヴァン・ローレンスは発声器官を楽器に例えて、それらの薬を使うということは、ピアニストが演奏の際に軍手を着けることによって大きなハンディキャップを負うのと同じようなものだと述べています。声の専門家は、薬物で知覚作用を認識する喉頭の圧力感覚器が障害されれば、演奏が妨げられるでしょう。

鎮静剤と精神安定剤は、すべての中枢神経系の抑制剤で感覚を鈍くします。中でもアルコールは、おそらく最も一般的な薬です。これらの薬は、アーティスト自身から鋭敏さ、機転、偉大な演奏のきらめきを奪います。それでも、薬の使用を求める大きな要求が、多くの多忙を極めるプロから出てきます。例えば大陸間の飛行の後、きちんとした睡眠を取るために、たまにはそれらの使用をする事は適切かと思われます。しかし、アーティストが実演する時

に問題は起こります。彼らの演奏は、鮮明で機敏というよりはむしろ鈍くなる場合があります。

またアーティストは、興奮剤を使ったり、公演後は逆にもう一度くつろぐことができるように、さらに鎮静剤を要求します。このような悪循環は続きます。経歴と生活さえこれらの薬の乱用によって奪われます。

演奏者が多忙を極めない予定を作り、演奏と睡眠障害の不安に関してカウンセリングとアドバイスを求めることは、はるかに賢いやり方です。

ステロイドの使用について

副腎皮質ステロイド製剤は、声帯でタンパク結合性の水に影響を及ぼす可能性があります（ステロイドの役割は限られます）。特に声帯の腫れまたは浮腫を減らすために、控えめに使います。抗炎症作用のため、副腎皮質ステロイドは抗炎症薬としても使われます。緊急時に1回限りの使用なら、ステロイド剤は比較的安全です。ただし、例えば糖尿病や高血圧、あるいは消化性潰瘍の病歴など、医学的な禁忌がある場合は使えません。患者が感染症を伴っているならば、適切な抗生物質によって治療しなければなりません。長期間にわたって、声のために慢性の抗炎症薬としてステロイドを使うべきではないと強調することは大変重要です。

ステロイド薬は緊急治療時に限り、そして短く、効果的に使用します。数週間にわたる公演の長い"上演期間"を問題なく効果的にカバーすることはできません。

ステロイドは、以前に利用して声にどのような作用があったかを知らない限り、大事な公演の前に使うべきではありません。

喉頭の浮腫を防ぐまたは抑えるためにステロイドを緊急使用することは、どうなるか予測できず、悲惨な事態も起こり得ます。おそらくウォーミングアップや準備の発声練習が制限されるので、声が細く弱いまま本番に臨むことになります。本番では、いつもの歌の感覚と音量を達成するために、歌手は通常に比べて無理な発声をしがちとなります。

50錠またはそれより多くのプレドニン（ステロイド剤）をあらかじめ患者に渡し、必要に応じて5mgかそれ以上を服用するよう説明する一般開業医もいますが、これは各々の特定の状況に対処しないため、悪い医療行為と言えます。例えば、ある歌手は診断未確定のまま声帯出血による声嗄れになったかもしれません。この声帯出血はステロイドに感受性が鈍く、症状が進んでいる間も演奏者に間違った安心感を与えることになってしまいます。

副腎皮質ステロイドの吸入スプレーは、時として声嗄れに有益であることもありますが、ステロイド吸入スプレーは本来、喘息予防のために使われるものです。吸入副腎皮質ステロイド薬は副作用が比較的少ないとはいえ、よく言われるように、長い期間使うとカンジダ喉頭炎になることがあります。この吸入器を定期的に使っている成人の30％以上に口腔咽頭カンジダ症が生じています。口腔咽頭カンジダ症の発症率は、スペーサー装置の使用で軽減できます。

スプレー使用後のうがいも効果的です。ステロイド吸入器を使うことで発声障害を発症した患者は最大50％に上り、それは噴霧のガスよりもステロイド自体に関連しているのです。

喘息患者が長期にわたってステロイドを使用することが声帯筋の萎縮を引き起こすといわれています（ステロイドによる筋疾患）。そのような患者を検査すると、声帯が細くなっていて、発声する際に左右の声帯が合わないことが明らかになります。

萎縮もしくは咽頭喉頭カンジダ症による声嗄れの場合は、すぐにステロイド治療をやめ、感染症の適切な治療と代わりになる喘息薬を検討しなければなりません。吸入したステロイドの量が少なければ、発声障害は避けられることもあります。

トローチ、スプレー、うがい薬など

粘液溶解剤は、気管支から痰を出しやすくし、潤いも補います。そのため、

気管支をすっきりさせるのに必要な咳の回数を減らします。

うがい薬にはヨウ素が入っているものがあるので、使われるヨウ素に対する感受性について調べることと、甲状腺の機能をモニターすることは重要です。

ノド用のトローチ剤はできるだけ口当たりのよいものでなければなりません。吸入器や蒸気発生器で水分や生理食塩水を供給することも効果的です。生理食塩水を入れた小さな香水瓶のようなスプレー容器を持ち歩けば、理想的なポータブルの潤滑剤になります。

旅行に関する章で述べたように、パフォーマーはホテルに到着したらすぐに最も熱いお湯をシャワーで出し、スーツケースの中身を出すよりも前に、蒸気を部屋に循環させなければいけません。夜に劇場からホテルに帰った時も、同じプロセスを繰り返しましょう。小型の携帯式加湿器を旅行キットとして持ち運んでいる俳優や歌手も多くいます。

また、シンプルな普通の食塩スプレーは、鼻の後部についた厚くなった鼻水の塊をきれいするのに役立つことがあります。後鼻漏は、アレルギー、感染または鼻閉塞など多くの原因で、鼻の後ろから上咽頭にかけてたまることがあります。この粘液がノドの下に落ちていくことで、咽頭炎や扁桃炎を起こしたり喉頭に問題が生じることがあります。

鼻腔は、鼻腔洗浄器を使って生理食塩水で鼻腔洗浄すると、より徹底的にすっきりすることができます。ヨガや瞑想の前によく使われるネティ・ポットも同様に効果的です〔日本でも数社からいろいろなタイプの鼻腔洗浄器が販売されています〕。

アスピリンやその他のサリチル酸塩を含有する調合剤が役に立つ場合がありますが、それらは血液凝固を阻害するので出血しやすくなります。それにもかかわらず、アスピリンは例えば関節炎、風邪、うずき、痛みなどには好ましい薬物である場合があります。

歌手や俳優が湿度の低いコンサートホールや劇場で公演することは稀ではなく、そういう場所では鼻の乾燥が顕著となります。

解熱鎮痛剤のアスピリンを飲んでいる患者が鼻を強くかむと、厄介な鼻出血を誘発するかもしれません。声帯出血（声にとって潜在的に破滅的な状況）はアスピリン摂取によって促進されます。アスピリンが処方されるようなちょっとした病気であれば、代わりにアセトアミノフェンのような抗炎症剤を考慮すべきでしょう。アスピリン調合剤は、どんな形の手術でも術前の7～10日間の服用は中止しなければいけません。

炎症を起こしたノドに使われる非ステロイド性抗炎症剤（NSAID）もまた、声帯に出血を起こす危険性があるので、気をつけてください。

鼻血も、この種の薬と関連付けられます。これらの薬物はすべて胃酸の酸度を増し、逆流性食道炎（GERD）を起こしやすくなります。

喉頭と咽頭の炎症用のためのうがい薬は昔から使われていますが、ほとんど科学的な有効性がありません。放射線を使ってうがいについて科学的研究を行ったところ、昔ながらのうがい薬は扁桃口蓋弓より奥へ届くことはなく、下咽頭や喉頭に直接触れないことが示されました。温かいお湯でうがいをすることは、粘膜の血液循環をよくする点でわずかな有効性があるぐらいです。うがいのメカニズムは、ノドをすっきりさせる咳払いと似ています。一方、強くうがいをすると、外傷となり声の機能を障害する場合があります。強くうがいをすると激しく左右の披裂軟骨が圧着し、特に喉頭炎の患者では障害が起きやすいのです。

うがいをすることで心が休まり有益だと感じるなら、声を出さずに柔らかくうがいをし、左右の披裂軟骨と声帯が激しく合わさることを避けます。

旅行時に役立つ薬

長期の演奏旅行を計画する際、その期間に起こりうる健康上の問題を予想し、過去の病歴や薬物アレルギー、薬による影響を知っている主治医と相談してください。普段飲んでいる薬は、なくなることのある大きなスーツケー

スに詰めずに手荷物で運び込みます。

特に初めての場所に旅立つのならば、一般的な旅行キットは必須です。ア
セトアミノフェンなど、アスピリンを含まないシンプルな鎮痛薬を飲むこと
は有益です。食道の逆流を抑えるのに適切な制酸薬を備える他、過去に胃酸
の逆流が厄介な問題を起こしたことがあるなら、ラニチジンやオメプラゾー
ルのような、より効果の強い薬を用意しておくとよいでしょう。そして、頻
繁に上気道感染症にかかるようなら、7日分の広域抗生物質の準備が必要と
なります。それとともに、下痢止めの準備もします。

鼻スプレーも旅行キットに入れておくとよいですが、持続性の鼻づまりが
ある時に控えめに使うようにし、薬がなくなる頃にはリバウンドで悪化する
ことがあることに気を付けなければなりません。飛行機搭乗中に鼻づまりが
あるパフォーマーには、中耳のトラブルを防ぐためにも点鼻薬が役立つこと
があります。最近開発された耳栓は、飛行中、気圧の変動に対して、段階的
に圧力を調整することが可能なので、使用する価値があるかもしれません。

エフェドリン製剤は充血除去薬として役に立つものですが、声に震えがみ
られ、不眠症や興奮状態になることもあります。

睡眠薬は時差ボケの一助になることがあります。処方される薬は短時間作
用性のものとし、どんなタイプの副作用も避けなければなりません。重要な
ことは、すべての薬と同様に、舞台の24時間前には新しい薬を服用せずに、
自身が以前に服用した時に問題なかったものを使わなければならないという
ことです。

少量のビタミン服用は適切です。我々の多くは、栄養補助食品としてビタ
ミンをとります。ビタミンについては多くの本があり、その役割としては、
感染症の防止や老化の速度を遅らせることや、最も一般的なこととして生活
の質を改善することがあります。しかし、ビタミン剤を投薬し過ぎないこと
が重要です。脂溶性ビタミン（ビタミンA、D、Eなど）は、中毒レベルま
で体内に蓄積することがあります。水溶性ビタミン（B、C）は体内に蓄積
しませんが、大量に摂取すると（特にビタミンC）利尿剤の働きをし、声道

を乾燥させます。さらに、ニコチン酸は血管拡張薬なので、声帯出血の傾向がある歌手は、血管拡張薬と抗凝固剤を摂取する時と同じぐらい注意しなければなりません。

ビタミンに加えて、健康食品店では潜在的に有害になる栄養補助食品を売っています。これらはビタミンではないので、無闇に摂取してはいけません。歌手は、特にホルモンやステロイド前駆物質に注意しなければなりません。

例えばプレグネノロンと DHEA（ジヒドロエピアンドロステロン）などのいくつかは、「老化防止」の薬物として宣伝されていますが、他のホルモン類のような認可を受けていないものがあります。女性では、DHEA は特に頭髪を含む若干の男性化を引き起こす場合がありますし、喉頭に対する影響は、他の男性ホルモンと類似している場合もあります。そして、声が暗くなり元に戻らない症状を引き起こします。

局所麻酔薬はノドの痛みによる不快を少なくするかもしれません。しかし、それらも喉頭や咽頭での知覚を阻害し、パフォーマーはその素晴らしいコントロールを失います。このように、パフォーマーの原則的な局所麻酔作用のあるスプレーとトローチ剤の使用は、非常に疑わしくて、危険に満ちています。昔からよく知られている歌手も、喉頭炎でも歌わなければならなかった時に声帯に麻酔薬のスプレーを使いましたが、鎮痛薬の使用と麻酔は現在、危険であることが知られており、避けなければなりません。間違いなく、今日、カルーソーが使用したエーテルとヨードホルムのスプレーを勧める人はいません。

痛みはノドの警告信号です。そして、感覚は局所麻酔によって鈍くされます。麻酔と鎮痛薬が演奏者の演奏を続けることを助けるために必要であるならば、さらなる損傷（おそらく重傷）は回避不能となります。

アルコール、バルビツール剤、鎮静剤、催眠薬とマリファナは鎮静効果がありますが、良い演奏のための知覚を鈍くしますし、気分の落ち込みが後からきます。

楽器奏者は β ブロッカーが不安を抑え、弦楽器奏者の微細な震えを減らす

のに有効であることを発見しました。しかし、βブロッカーは極度のアガリ症の患者のために存在していますが、それらは喘息患者には禁忌ですし、時折疲労、落ち込みと性的不能を引き起こすことがあります。これらの薬を服用する声の演奏者は彼らが見事な公演を与えたと感じるでしょうが、往々にして精彩の欠けた演奏となります。パフォーマーがとても不安で、カウンセリングしたにもかかわらずβブロッカーに頼る事を決めるのであれば、時には、実際の舞台に立つ前に十分余裕をもってそれを試用しなければなりません。

　鎮静剤は用心して使われなければなりませんが、過労の俳優または歌手が、不安により夜に眠れぬ場合は必要な事もあります。刺激剤の種類の覚醒剤は禁物です。麻薬に影響されたパフォーマーは、その声が傑出していると知覚しますが、まさにその時、観客には質もコントロールにも欠けた声が聴こえます。

　ロンドンのウエスト・エンドに住む多くのパフォーマーは舞台へ上がる前、習慣的にポートワインでうがいをしたり飲んだりします。アルコールは筋弛緩薬と精神安定剤に非常に近い抑制剤の働きをするとともに、声帯のコントロールとノドの感度が損なわれる恐れがあります。アルコールは、パフォーマーに間違った安心感を与えているにすぎません。さらに、アルコールは声道を乾燥させ、結果的に、特にスピリット（強い酒）で、慢性的な炎症が生じることがあります。持続的な耳障りな声や嗄声は、アルコール常習者の特徴です。

　一部の人々において、アルコールは鼻閉塞を悪化させます。結果、鼻声のようになります。しばしばこの問題を経験する人々は根底に鼻の過敏症がありますが、アルコールは血管拡張作用薬として働くのです。

　しかしながら、もっとも苦しめられるのが、特にアスピリンアレルギー持ちの鼻ポリープを患っているパフォーマーです。彼らには亜硫酸塩化合物が入ったものがよくないといわれます。

　アスピリンアレルギーと鼻ポリープを両方持つ喘息患者（「Samterの3徴候」として知られます）は、全喘息患者の5—10％です。

赤ワインはヒスタミン物質が多く含まれ、白ワインやビールもアルコールの副産物が含まれ、それらに対する感受性は人によって違います。オーストラリアの近年の研究では、3分の1の喘息患者が様々な種類のアルコールで症状が悪化したと報告されました。アスピリンアレルギーの人は、亜硫酸塩含有量が高い食品、例えばズッキーニ、オリーブ、ラディッシュ、トマトやトマトベースの食品、ジャガイモの皮を避けた方がよいでしょう。亜硫酸塩を多く含む果物には、あんず、ベリー類、プラムやドライフルーツ、それにジャムやゼリーのなかにもあります。ハーブや、カレー粉などのスパイス、オレガノ、ターメリック、そしてお茶にも亜硫酸塩が多く含まれるものがありますので、気をつけましょう。

　薬かアルコール、もしくはその両方に頼るパフォーマーは、自分自身の演奏に対し分析が甘くなりがちです。自分の演奏に対して最も判断が鋭くなければいけない時に、より甘い判断をしてしまうのです。歌手または俳優は、自身の資質とテクニックが信じられた時に感情を自在にあふれ出すことができ、パフォーマンスはより確かなものになるのです。

Part IV　ノドに問題が生じた場合——診察・投薬・手術

12 手術と歌手

　もしかしたら、一生のうちにある種の手術を受ける歌手もいるでしょう。声帯の手術かも知れませんし、胆嚢の手術または美容整形のような声帯とは関係ない手術もあるでしょう。多くの女性は子供を出産した後も、歌を続けたいと希望します。広い演奏会場で公演するアーティストは、若さを保っていることを見せる必要があるので、男女ともに高齢のアーティストはしばしば美容整形手術を受けるようになってきました。

　それゆえ、特有のリスクは、どの治療を選択しても存在することを知っておくことは大切です。多忙なアーティストは手術日を決めるのが難しく、回復時間も限られています。一般的な、また思いがけない副作用や合併症、予定よりも回復に時間を要することで費用がかさんだり、アーティストとしての経歴に傷がつくことがあります。

治療の選択

　外科と麻酔の技術は進歩し続けていますが、もはや手術が最終手段というわけではありません。手術の適応があるとしても、患者は他のすべての治療選択を十分に知らされなければなりません。例えば、慢性副鼻腔炎では長期間の抗生剤投与、粘液溶解薬の使用、鼻洗浄の反応をみてからでないと、手術をするかどうか決められません。特に上気道疾患では、術後も感受性が継続することからアレルギー傾向を検査して確認する必要があり、患者に知らされないといけません。胆嚢炎のような状態が再発したなら、その頻度と重症度を外科的切除の合併症と比較検討しなければなりません。

　外科的治療が考慮されたならば、セカンドオピニオン、さらにサードオピ

136

ニオンを得ることは有用です。若い医師は外科的治療を選択したい気持ちになり、年配の医師は保存的治療に傾くことが多いのですが、保存的治療がいつも良い方法とは限らないことも心に留めておいてください。

アーティストの多くは、インターネットを使って自分のコンディションを研究することの達人です。できるだけ多くの情報を得ようとする一方で、情報をダウンロードしようとする際に情報源が偏ってしまう可能性は考慮しなければいけません。ウェブサイトは特定の医者や施設、処置を宣伝しているかもしれないことを心に留めておきましょう。

手術ということで意見が一致したら、利益と合併症の可能性をすべて考えるとともに、治療に利用できる他の手術技術についても話し合います。外科医に対して、その処置にどれくらい経験があるのか、また以前に歌手に対して施術したことがあるかをはっきりと尋ねるべきです。

"最近の技術"を利用できることもあるでしょうが、それはある特定の状態においては適切でないこともあります。例えば、ある声帯病変は恐らく、レーザーよりも顕微鏡下に器具で切除する方がよいです。レーザーは「スターウォーズ」の映画の中のようなイメージで、どういうわけか組織を損傷させることがない手術で、「光による治療」と思われているところがあります。特定の処置においては（喉頭だけではなく、体のあらゆる部位でも）レーザーによって治療されるのが最良ですが、この技術がすべてに効果があるわけではありません。より重要なのは外科医の総合的な経験で、これによりどの器械や手術技法が最も適切かを決定できるのです。

手術の一般的な効果

大なり小なり、手術は外傷となります。手術の身体的状況と併せて、麻酔のストレス、予想と結果の通知に関連した精神的ストレス、そして疼痛や不快を伴う回復時のストレスがあります。すべてのストレス反応は一時的に免疫システムを弱めます。術後は風邪をひいたり、軽度の感染症が再発することは稀ではありません。それゆえ、患者は手術を受ける前はできるだけ体調

をよくしておくこと（手術部位を除いて）が大切です。一部の外科医は、回復に効果がみられることから、術前のビタミンC摂取を勧めています。

ストレスを減少させるのに有力な方法は、手術の詳細と術後の見通しについて知識を持ち、担当の外科医を信用することです。説明を受けて十分な知識のある患者は、説明を受けずに不慮の出来事の知識を持っていない受け身の患者よりも、自分は治療チームの一員であるという思いが強まります。

手術に関連して二次的に起こる一般的なことは乾燥で、とりわけ歌手にとっては重要です。患者はたいてい、術前に少なくとも6時間は飲食を我慢するよう言われます。患者は手術開始時には多少脱水になっていますが、術中は様々な静脈注射が行われて水分が補われます。分泌物を減少させるために麻酔開始時には乾燥作用のある抗コリン剤が投与されることが多いので、粘膜はさらに乾燥します。術後、患者はしばらくの間、飲水することができません。顔マスクや鼻マスクによって酸素が投与されると、上気道はさらに乾燥します。

歌手にとって、発声器官の乾燥は問題です。回復期の後しばらくは歌わないでしょうが、手術時はずっと声帯はほぼ動かない状態が続きます。全身麻酔で管理するために使用される気管内チューブは声帯を傷つけるかもしれません（これについては後述します）。

ある程度の脱水は避けられないので、歌手は手術の1〜2日間はできるだけ無理のない程度に水分を摂取するとよいでしょう。また、麻酔科医に歌を歌う仕事をしていることを知らせ、もし可能であれば抗コリン薬の使用を避けるか最小量にしてもらえないか頼んでください。術後に水分を少しずつ頻回に飲めば腹部が膨張したり嘔吐することなく粘膜が潤います。

術後によくある問題の3つ目は、良好な肺機能の回復です。術中は肺が十分に膨らまずに咳反射は抑制されます。術後、深呼吸や咳をすると不快に感じるでしょう。結果として肺に少量の液体が溜まり、炎症、ひいては感染症を引き起こすかもしれません。この問題を最小にするための選択肢はあまり

ありません。

　腹部の手術では、歌手は内視鏡（腹腔鏡または非侵襲性）手術についての可能性があるか尋ねるべきです。今日では内視鏡を用いて胆嚢を切除することが可能で、スチール製のチューブは小さな切開で腹腔に入ります。これは、腹腔の臓器を傷つけるのを最小限にするだけではなく、腹壁の支えとなる腹筋の切開を最小限にします。そのため、患者はそれほど痛みに苦しむことなく、ほどなく歩けるようになります。内視鏡は胸部の手術にも使用され、この場合も胸部の筋肉の損傷を最小限にとどめます。これは術後の呼吸時の痛みや肺機能の回復を容易にするだけではなく、回復後は声の支えになり歌の実力を発揮できるようになる点で重要です。腹筋（特に腹直筋と腹斜筋）は呼気時の声の支えに必須です。

麻酔の選択

　かつて、患者が手術を受ける時には2つの選択がありました。手術領域の局所麻酔（歯科治療に似ています）、または気管内挿管による全身麻酔です。今日では他にも多くの麻酔法の選択肢があります。気管内挿管による全身麻酔は常に必要というわけではなく、避けることもできます。

　頭頚部におけるほとんどの小手術は、鎮静剤の静脈注射による補充で局所麻酔下に行うことができます。患者は眠くなり、数時間は薬によって手術領域は麻酔されます。術中患者の快適さと意識状態レベルは切れ目なく監視され、必要があれば追加の鎮静剤が静脈内に投与されます。ほとんどの鼻副鼻腔の手術はこの方法で行うことが可能です。中耳の手術や顔の美容手術もこのグループに含まれます。ただ、扁桃摘出術は例外であるということは重要です。麻酔科医は気管に血液が入らないようにしなければならないため、気管内挿管または喉頭マスクが使用されます。

　局所麻酔と鎮静剤の静脈注射の組み合わせは、上下肢の整形外科の小手術（手根管、手掌のデュプュイトラン拘縮、足の手術など）やヘルニアの手術でも一般的に使用されています。もし一般的な吸入麻酔が必要と思われるな

らば、麻酔科医は喉頭マスクを使用して挿管を避けるでしょう。

喉頭マスクは基本的にフェイスマスク（酸素マスク）に似ています。そのサイズは小さく、喉頭の上にフィットするように咽頭後壁に置きます。この位置で、それを膨らませると気道は咽頭から隔離密閉されます。全身麻酔が必要な短時間の手術、または鎮静剤の静脈注射を伴う局所麻酔を我慢することに不安がある患者には、喉頭マスクが有用です。特に声楽家の患者にとって有用で、喉頭マスクは喉頭に損傷を与えず、喉頭を上から覆って声帯の外傷を最小限にします。

損傷を最小限にとどめる麻酔

ここまで、手術と麻酔について、選択肢のカタログのように並べて論議してきました。もちろん、手術は常に選択性があるわけではありませんし、気管内挿管による完全な全身麻酔が必要な状況もあるでしょう。一般の人々と同じように、歌手は不測の出来事に巻き込まれ、命にかかわる深刻な状態に進展したり、長時間にわたる手術処置が必要なことがあるでしょう。こうした場合、できるだけ致命的疾患を取り除いたり衰弱状態を補正したりして、命を守ることが必要です。患者は病気が重症で、その治療の選択肢が限られていることを理解したならば、臨床医の決定に従うことが賢明でしょう。

損傷を最小限にとどめる挿管麻酔には、いくつかの注意点があります。機会があれば、麻酔科医に歌手でありノドで生計を立てていることを知らせるべきです。挿管が必要なら、可能であれば経験のある麻酔科医に施術してもらうように頼むべきです。特に研修病院では、研修生ではなく、適任者によって挿管が実施されなければなりません。

挿管チューブは、麻酔が十分に遂行され気道を保護できる最小のものを使用しなければなりません。チューブのサイズは経験ある専門の麻酔科医によって選択されることが大切です。チューブは一般的に標準サイズが使用され

ますが、歌手では外傷を少なくするために小さいサイズのチューブを使用することが望ましいのです。

　麻酔は通常、麻痺作用のある薬剤によって行われます。これは、呼吸と酸素管理の大切な部分は麻酔科医によって完全にコントロールすることができます。体の麻痺は手術終了に回復し、再び自発呼吸が始まります。自発呼吸運動が戻る直前または直後にチューブは抜管されます。これらの呼吸運動は声帯の動きが付随して起こるので、もし可能であれば、チューブは声帯が動き始める前に抜管したほうがよいでしょう。この動作は声帯が動き出す前に抜管することで、声帯表面の外傷はより少なくできます。

　抜管中は胃酸逆流を伴うある程度の嘔吐があります。これを予防するために、麻酔科医は患者が覚醒する前に決まって胃を吸引します。吸引と術後の制吐薬で、胃酸による声帯の損傷を予防することができます。手術時の胃酸逆流への考慮が高まり、一部の耳鼻咽喉科医は術前の制酸薬を勧めるようになりました。

　リカバリールームでは、患者に対し加湿された空気や酸素をフェイスマスクを使って投与されるはずです。湿気は、声の安静と同様に大切です。特に騒々しいリカバリールームでの不必要なおしゃべりは、声帯損傷を起こします。

回復初期

　術後、声帯損傷の可能性がわかっていても、咳をしたくなります。咳をすることにより気道の痰は排出されて、肺が再び膨らみます。可能なら、損傷が最小にとどまるような咳をするべきです。声帯の損傷を避けて無理やり気道を清浄したり強い咳を1回したりするのは、連続して咳発作が起きるよりはよいのです。もし肺が適切に再膨張しなければ、理学療法を行うと役立ちます。体位ドレナージと胸の上を軽くたたくことで痰が遊離し、痰を出しやすい咳をさせることができます。

141

疼痛は回復期にしばしば起こります。過度の疼痛に耐える必要はありませんが、過度の鎮痛剤投与による副作用にも注意が必要です。多量に鎮静剤が投与されると効果的に咳をすることができず、肺機能の回復が遅れます。鎮静剤の中には乾燥作用があるものもあるので、声を使うパフォーマーには好ましくない状態になります。コデインを含む薬剤は便秘になります。トイレでいきむと声帯が強く内転することになるので、投与は最小限にしなければなりません。そのため、術後に患者が何らかの理由で便秘になったら、緩下剤が必要です。

いつから再び歌い始めることができますか？　と質問されることがあります。気管内挿管を必要とする手術の後、歌手は少なくとも4〜5日間は発声すべきではありません。もしその時点で声がクリアでなかったら、さらに5日間安静にすることを考えるべきでしょう。もし12日後に声が正常になっていなかったら、耳鼻咽喉科医に出血や外傷がないか喉頭を検査してもらうべきです。

いったん健康になったら、発声活動を完全に再開しても大丈夫です。中程度の浮腫が残存していると高音域を出すのは難しいですが、心配はないでしょう。喉頭を使わないこと自体が問題となりうるので、声帯を長期間安静にするのは避けてください

長期間の挿管後（例えば事故後の昏睡のため必要である場合）は、歌うことを再開する前に喉頭の検査を優先しなければなりません。長時間の挿管は喉頭後方の粘膜損傷の原因となるだけでなく、声帯の位置の異常もきたす可能性があります[1]。これらの状態には医学的治療と音声治療が必要になるでしょう。

声道の手術

一般的な声道の手術には、鼻副鼻腔の手術、扁桃摘出、声帯の手術があります。これらの手術は一般の人々にとっては小手術ですが、プロの歌手にと

っては仕事ができなくなるかもしれない手術もあるのです。これらの手術は通常は選択性*2なので、他のすべての選択肢を探したり考慮した上で、検討しなければなりません。

いったん、手術を決めたら、患者は手術がもたらす利益や合併症の可能性についても考慮する必要があります。歌手や俳優が尋ねなければならない2つの質問があります。いつから最大の声を出すことを再開してよいかということと、手術によって声の質に影響があるかということです。

鼻副鼻腔手術が計画される場合、しばしば数週間にわたり鼻腔の腫脹が持続します。これは通常のことで、たいていは次第に消失します。これはしばらくの間、鼻から自由に呼吸をすることができないことを意味します。手術によって鼻づまりが除去されることは重要ですが、術後の腫脹は術前の状態よりも少ない方が好ましいです。鼻中隔矯正術後は、上顎の切歯2本の感覚がなくなり、これは数週間続くでしょう。不安になりますが、この歯の神経は鼻腔の底部に沿って走行しているのです。それゆえ、この状態も通常は時間が経過すれば消失します。

患者から、鼻の手術の後に声の質が変わるかということをよく質問されますが、声は変わりません。

鼻は顔の骨格の一部で、声の生成に伴って共鳴しますが、それは音響現象というよりも感覚的なものです。効果的な歌唱では軟口蓋を上げるので、鼻咽頭を通る音は出しません［違う意見もあります。軟口蓋を下げて鼻腔共鳴を利用している歌手もいます］。鼻腔の底部、つまり硬口蓋を通して振動が伝わり鼻腔が共鳴すると示唆している著者もいます。

歌手は顔、つまり「マスク」［面、仮面のイメージ］を通して共鳴すると感じています。ですから、先ほどの問いに対する完全な答えは次のようになります。豊かな声として知覚するであろう歌唱中の共鳴に術前との違いを感じるでしょうが、実際の声は基本的に変化はありません［軟口蓋を上げて鼻咽頭に声を通さない歌手では変化がありませんが、軟口蓋を下げて鼻咽頭に声を通す歌手は変化があると思われます］。さらに、鼻腔が通るようになると呼吸の能率が上がるの

Part Ⅳ　ノドに問題が生じた場合——診察・投薬・手術

で快いでしょう。

　習慣性慢性扁桃炎の場合、成人の扁桃摘出は効果があるでしょう。扁桃が慢性炎症であると、免疫システムが一時的に弱まることで細菌が増殖し、感染が再燃します。仕事のストレス、ダイエットや旅（すべての演奏家にとって生活の一部であるものです）などは、一時的に免疫システムを弱らせ扁桃炎が再発します。

　どのような理由にしても、慢性的に感染した扁桃を摘出しないのなら（内科医または歌手は摘出術が賢明ではないと感じているため）、局所に消毒液を塗布したり、外来で内科医に扁桃腺窩を清浄してもらったりすることで軽快することがあります。扁桃腺窩に壊死組織片が付着したら、多くの患者は自宅で綿棒や小さなつまみを使って除去しています。最近では、外来で局所麻酔下に炭酸ガスレーザーで腺窩を切除する方法があり、有用です。

　歌手の扁桃摘出では、傷跡が小さくなるように気をつけて施術しなければなりません。扁桃は筋肉を覆った2つの粘膜ヒダの間に位置します。この粘膜ヒダ（口蓋弓）は注意して保存しなければならず、手術で切除する粘膜は最小限にします。過度に摘出した側の軟口蓋は、瘢痕化して引きつります。扁桃摘出術後の歌手には、軟口蓋の訓練から始めるよう推奨します。浮腫により軟口蓋の可動域が一時的に制限されますが、引きつるのを防ぐために軟口蓋を1日に何回も引き上げるようにしないといけません。歌手が発声を開始する前にもこれをするとよいでしょう。

　もし軟口蓋が下垂して上気道を閉塞しており、熟睡できずに日中眠気をきたす（閉塞性睡眠時無呼吸症候群）と診断されたら、外科手術を考える前に他のすべての選択肢を考慮しなければなりません。体重の減量、食事の変更、下顎を前方に移動する歯科器具、睡眠中の呼吸補助などが選択肢に含まれます。これらが効果的なら、手術は必要ないでしょう。手術が行われたら、たいていの場合、扁桃は摘出され、口蓋垂と軟口蓋は短くなって硬くなるでしょう。損傷を最小限にし、術後は軟口蓋運動の障害とならないよう、この領

域を十分にケアしなければなりません。

声帯の手術

　歌手の究極の恐怖は、耳鼻咽喉科医を受診して、声帯の手術になることです。歌手にとって、声帯は生計を立てるのに欠くことのできないもので、この小さい組織は何年もの訓練に耐え、しばしば身体的にも個人的にも犠牲を強いられています。不安はもっともなことですが、手術を受けて悪化した歌手の話によって不安は大きくなります。保守主義の内科医の中には、「歌手は声帯の手術を受けるべきではない」と言う人もいます。これはパフォーマーの手術を避けたいという自然な気持ちと一致しますが、それは間違いで、効果が上がらない不必要な音声治療をアーティストにさせたり、仕事を制限したりすることは非難されるべきものです。声帯の手術を簡単に考えてはなりませんが、思い切った最後の手段として考えてもいけません。

　声帯の手術を提案された時、歌手が最初に決めなければならないことは、それが本当に必要であるかということです。このことはまず第1に、声の問題を正しく診断することによって決まります。良性疾患では、重大な声の障害がある時だけ手術を行うべきだと考えてください。これは医師にとっては自明なことであっても、歌手は受け止め方が違います。病変の写真を見せられると、たとえその病変が声帯縁の振動に含まれておらず、発声機能には関係ない小さなものだとしても、とても困惑してしまうのです。

　歌唱に影響を与える喉頭の状態のほとんどは、構造と機能の両方から考える必要があります。例えば、声門に過度なアタックや締め付けをする（機能の問題）歌手には結節ができるでしょう（構造の問題）。一方、声帯ポリープ（構造の問題）のある演奏家は、その影響を最小限にするためにテクニックで埋め合わせをして調整します（機能の問題）。声帯嚢胞の人（構造の問題）は声帯の合わせ方が変わるため、反対側の声帯に結節ができます（機能の問題）。原因と結果のパズルが構造と機能の問題として解明されたら、この2

つを積極的に考慮することが必要です。音声治療（喉頭再訓練）は、どのような喉頭疾患の治療にも欠かせません。

それにもかかわらず、喉頭の問題を確実かつ完全に解決すると決心したならば、何らかの外科治療が行われなければなりません。これには、出血を繰り返した結果できる静脈瘤、毛細血管拡張症、毛細血管瘤のような血管病変が含まれます。外傷または出血後に生ずる喉頭ポリープは音声治療に反応しないので、切除しなければなりません。嚢胞は振動している粘膜下にあり、そのサイズは歌唱技術によって変わることはありません。対照的に、声帯結節はたいていの場合、音声治療によって劇的に小さくなります。

発声メカニズムを精力的に再訓練するということがなければ、切除に同意してはいけません。これらの症例の治療では、術前に結節を縮小させ、術後再発の原因となる誤った発声をやめることを考慮しなければなりません。

いったん、声の安静、治療、アレルギー治療、抗生剤などで声が元に戻らないことがわかったら、この重要な手術のために適切な術者を見つけなければなりません。私たちは、いくつかの選択肢を得ることを勧めています。2つの選択肢に同意できなくても、3番目の選択肢に賛成し、決めることがあるでしょう。問題はたいていの場合慢性疾患なので、アーティストは機会があるたびに医師による検査を受けなければなりません。こうした受診の結果、たいていの場合意見の一致がみられます。提案された手術で歌声がよくなるかを確かめてください。歌手の基準は歌手でない人よりも高くなります。普通のビジネスマンならば嗄声が取れて十分な技術でも、歌手にとっては自分が望む完璧な声のコントロールが達成できていないかもしれないのです。

喉頭の手術で使われる技術は様々です。歌手の手術は喉頭癌[*5]やパピローマの手術とは異なります。ですから、演奏家の喉頭を治療する音声専門医は、よく確かめて選んでください。ほとんどの症例で治療には顕微鏡を使い、余分な組織を最小限にするよう気をつけてポリープや結節を切除します。レーザーを使用することもあります。レーザーは血管病変では非常に役立ちますが、ポリープや結節では不可欠という訳ではありません。レーザー治療は

組織を切除する別の技術で、実際、精密な顕微鏡手術よりも外傷を起こしやすく、瘢痕化しやすいのです。

　手術の適応があれば、術後の管理について、術前に音声治療士に相談しておくのが賢明です。術後、患者は5〜10日間は完全に沈黙しなければなりません。期間については切除部の大きさや手術の複雑性により様々です。再び発声を始める時、徐々に声帯を伸ばすことから始めて、やわらかいグリッサンドを練習しなければなりません。短いセッション（1、2分）を1日に何回か練習することを勧めます。手術した声帯の表面が治り浮腫も消失したら、通常の発声を徐々に始めます。

　術前術後の喉頭ストロボスコピーは、声帯の可動性をモニターするのに役立ちます。静止画像では硬さや可動性の低下を示さないので、一見正常な喉頭に見え、音声障害の問題があるかわからないことがあります。治癒過程をモニターすることにより、音声専門医は瘢痕や他の問題の予防にかかわることができます。

＊1　声帯麻痺の可能性も考慮する必要がある。
＊2　生命にかかわる病気ではないので、どうしても実施しなければならない手術ではない。
＊3　参照：喉頭癌の診察動画。

https://youtu.be/qCQNpcysEek

Care of the
Professional
Voice

Part V

良い歌を
歌うには

13 歌手の自己分析への手引き

著：アナト・ケイダー（言語聴覚士・博士）

「良い歌い方」は安全な歌い方なのか？

「良い歌い方」の定義を問われると、私の尊敬すべき同僚が「それはチケットを買ってもらえるような歌い方です」と答えたことを思い出します。

このコメントは、権威ある音声に関する会議のパネルディスカッションで発言されたものです。その発言者は、演説や歌にかかわる呼吸生理学の有名な専門家でした。その当時、音声科学の学術的探究のために、あらゆる小さな科学的知識も聞き逃さないようにしていたのですが、ユーモアを理解する一方で、この一見皮肉な発言が、いつか歌手の臨床治療の主要問題になるだろうということを見逃していました。「良い歌い方」かどうかの定義は、歌手がするものなのか、聴衆（もしくは観衆）がわかることなのか、それとも両者が定義するものか、いつも議論の的となります。今日のポップ・カルチャーは世界的にメディアに露出し、それと相まって、このジレンマが声のケアの中心的な問題となりました。

上記で定義した"成功"に対しての歌手の振る舞いは様々です。医師の立場から、優れて向上心のある歌手たちを見ていると、自らを用心深く守ろうとする人から体が壊れるほどに極端に仕事をする人まで、幅広く対応しているのが見てとれます。

発声の習慣を構成しているのは何かを認識することや、声の健康維持によいことを探すモチベーションは、歌手によって大きく違います。歌手ではない人たちならば、著しい妨げにならないような声のトラブルでも、プロの歌手、特にクラシック音楽の歌手にとっては、わずかな音声障害でも影響は甚

大なものになるのです。

　訓練を受けた歌手たちの中では、通常、低音域（メゾソプラノやアルト、バリトンやバス）よりも高音域（ソプラノやテノール）の声種のほうが声の損傷が起きやすく、声を弱らせます。クラシックの歌手たちが滑らかで潤いのある、最大限に効果的な声を磨き上げようと勉強する一方で、ポピュラー音楽のジャンル（ポップス、ゴスペル、ロックやパンクなど）では、市場性を高めるためトレードマークとなる固有の声を目指して意図的に努力をするパフォーマーもいます。彼らはある意味、最終的に喉頭の障害を引き起こすような歌い方（ほとんどの場合、声帯の粘膜障害の形）をしています。こうした損傷を受けた喉頭では気息音、ハスキー、荒い、曇った、二重声（同時に複数の音が発生する）の声になりがちです。

　喉頭の障害と有害な歌い方が組み合わさると、特に高音を出したり維持したりする時に、努力性になってしまいます。これは顕著な喉頭の緊張と、筋肉および呼吸の酷使に関連していることがあります。

　このような酷使する声の出し方に、さらに劇的で退廃的な雰囲気が感じられるような発声の仕方が加わり、ついには体の一部が犠牲になってしまうのです（ジャニス・ジョプリンがひとつの例として頭に浮かびます）。悲しいことに、この儀式は本当に犠牲的であることが多いのです——喉頭、声そして最終的にはキャリアが犠牲となってしまいます。このような歌手は限界を超えて声を潰すという崖を飛び越えようとしがちなのですが、それはしばしばチケットを買ってもらうためというのが最初の引き金となっているのです。

　何が「良い歌い方」を構成しているのか、ということを真に広範に議論するには、解剖学、心理学、症候学、医療の見地を超えて、正常な発声機能と発声障害を定義し、さらに概念的、美学的、行動心理、文化、経済的な考察を加えなければいけません。この章を読むほとんどの人が、すでに心を悔い改めてわかっていると思いますが、章が進むにつれて新たに「心を改める人」

が増えることを祈っています。

声の寿命を延ばす鍵

　発声障害の発生にはいろいろな要素が相乗的に働き、部分的な障害の合計よりも全体として大きなものとなります。発声障害が長引く可能性については歌手の個性によって違いますし、他にも、発声（会話を含む）の仕方や量、歌唱スタイル、技術的な訓練とその熟達度、そして医療機関を受診できる環境とその質などによっても変わります。他の要因として、不適切な食事・水分補給の習慣、異常な睡眠パターン、薬の副作用、麻薬・薬物の乱用、環境汚染物質への曝露、遺伝的素質、中毒症、ホルモンの変化、そして加齢などがあげられます。

　しかし、臨床経験からすると、発声様式が最たる原因です。歌手や俳優の声の問題のほとんどは声帯の振動障害から生じていて、慢性的に声帯の使い方が誤っていることと、もしくは声帯を酷使したことなどが蓄積してもたらされます〈Keider1997、Bastian1990、1993、2002〉。

　難しいでしょうが、ダメージがどのような活動に起因しているのかを確認することが必要です。それには非営利的（内輪や社交の）活動と営利的（上演に関連した）活動の両方が含まれます。同様に、臨床情報を正しく判断するためには、歌唱と会話の両方の習慣について詳細な診査が必要不可欠です。簡単に言えば、過剰な社会的・個人的要求や経済的な苦境から（舞台上／舞台外で）自分の限界までやろうとする、あるいは、過度にスケジュールを詰め込む、仕事環境が危険、パフォーマンスが危険、芸術的選択が無謀なパフォーマーは、声を消耗させるリスクが高いのです。

　歌手の間で音声障害がどのぐらい広まっているかに関する文献はあまりありません。ほぼすべての歌手が急性音声障害に関連した症状（急性喉頭炎、上気道感染、一過性の声帯の腫れまたは浮腫など）をある時点で経験していて、著者は10〜20%の歌手にはある種の"慢性的"な音声障害が生じていると推測しています。最も一般的に目にするのは、結節、ポリープ、嚢胞や

血管障害などの良性の粘膜異常（BMD：benign mucosal disorders）です。

　一般に歌手は、初期の発声障害の兆候を無視あるいは些細なものとする傾向があります〈Bastian, Keidar & Verdolini-Marston 1990〉。実際、自分自身の腫れ上がった声帯をビデオ映像で見た後でもたいていは診断を疑うか拒否をし、症状をアレルギー、胃酸の逆流、後鼻漏、副鼻腔の問題、痰やストレスのせいにします。

　直面する急性症状が連続しているように見えるために、その根底にある慢性的な問題を見落としているか対応できていない医療関係者が、このような歌手たちの「拒否と偏った考え」を助長するのです。

　声の専門医と歌い手の患者の間の依存と信頼の関係もまた「聴かない」「伝えない」という暗黙の取り決めで覆い隠されてしまいます。残念ながらこのアプローチでは、医療的または習慣的な特徴を正確にとらえることから注意をそらし、症状の訴えを、本来の原因である誤った発声習慣から、逆流性食道炎というような流行の「本日の診断」に方向転換してしまうのです。

　与えられたその治療は、長期的な結果を目的とした総合的なリハビリ計画に代わって、一時的な〝その場しのぎ〟にはなるかもしれません。原因に本気で取り組む代わりに、外科的な治療をすることに努力が向きがちです。例えば、適切な教育的・習慣的な介入により潜在的に解決可能な問題でも、最終的には、習慣的に誤った喉頭の位置どりや代替的な筋肉や呼吸の操作が組み合わさり、外科的病変となってしまうのです。

　歌の先生の中にも、生徒の症状の診断と治療を遅らせてしまう人がいます。
　体の障害から生じる症状なのに、「発声技術に乏しい」、「未成熟な楽器」、「発声器官が二流」、「声種が誤っている」または「情緒障害」のせいにされてしまうのだといいます〈Bastian 1990, Vaughn 2001〉。上記の一部あるいはすべてが発声機能障害を引き起こしたり、悪化させたり、長引かせる原因となりますが、たとえどんな障害でもその存在や兆候、性質、深刻さが疑わしいと思われたら、すぐに対処しなければなりません。

声帯の腫れに関連した症状

　声の病的症状は通常、誤ったテクニック、声帯の機械的な損傷、そしてそれを補おうとして試みられる（異常な）発声行為の悪循環がエスカレートすることなので、早期診断が効果的な治療の鍵となります。

　すべての声帯障害のタイプに対応した広範囲の警鐘リストを提供することはこの章の範囲を超えています。したがって、歌手の間で最も多い粘膜障害に主に焦点を当てることとします。これには、声帯結節、声帯出血と血管障害、ポリープと囊胞が含まれます。

　歌手が自分でケアができるように、関連する症状の概要を以下に記します。

努力性の発声と耐久力の欠如

　粘膜損傷を頻繁に受ける歌手は、声が"重く"なり、歌うことが（重症の場合は話すことさえ）苦しくなったと訴えます。そういう人たちは疲れがちでスタミナを簡単に消費してしまい、以前のような厳しいスケジュールをこなせなくなっています。また準備運動により多くの時間がかかります。特に高音域や、声帯の長さや緊張を迅速に変化しなければいけない音楽（コロラトゥーラ、フィオリトゥーラ[*1]やトリルなど）では、声には強い圧がかかり、動きが遅く反応が鈍くなります。

　高音の衰えと声の柔軟性と敏捷性の悪化が起きると、さらに"声に頼ろう"として、より騒がしく、大きく、激しく歌う傾向となります。すると、これはレパートリーや、残念ながら fach（声種[*2]、ドイツ語）をも変えてしまう原因となり得ます。その声は常に、重く、低く、肉のついた、厚みを増した声種へと向かいます。

基音（F0）の上昇（高音を出すこと）が困難になる

　声帯の腫れによる障害を持った歌手は、高い音域が制限されること、高い声を失うことやファルセットがうまく歌えないことを否定しがちです。しかし、低振幅の声帯振動（pp のような極めて弱い音）と高周波の声帯振動（高

音）を組み合わせて歌うと、かすかな異常でもはっきり現れてしまいます。

成人男性では、ファルセットが比較的無傷にとどまっていたとしても、パッサッジョの音域（胸声と頭声の音域間のなめらかで自然な声の移行）でたいてい問題が明らかとなります。パッサッジョと頭声の音域で発声が著しく痛んでいたら、声帯が腫れている明らかな指標です。男性の場合、粘膜損傷は通常、ヴワ・ミクステ（voix mixte、混ざった声、ミックスボイス、時に「頭声」または「軽い胸声のメカニズム」と表現されます）に影響します。

女性では、ファルセットの音域はより影響を受けやすいので、高くやわらかく歌うほど問題はより際立ちます。クラシックの訓練を受け、伝統的にベルティング唱法をしない歌手でも、声帯を強く合わせ、胸声で押し上げて高い音域を歌うやり方をする場合があります。それは望ましいことではありませんが、声帯の腫れによる影響がわからないように一時的に隠すことができるので、よく使われる代替的な方法です。

気息音、息もれや息の出し過ぎ

過度な息の流れ、気息音の発現、歌唱中に息を使い果たし気味になることは、誤ったテクニックと、声に影響する様々な病状が原因です。これはレガートで歌うのが困難になり、フレージングへも影響を及ぼします。息混じりの音がどの声にも認められる時は、特に女性では筋緊張性発声障害（MTD：muscular tension dysphonia）の可能性があります。MTDでは舌骨上筋群が過度に緊張して喉頭の位置が高くなり、甲状軟骨と舌骨を固く連結します。すると発声周期の閉鎖期の声門閉鎖が不完全となり、声門後部に間隙ができます。

MTDになると、すべての音域において声が気息音混じりか、不明瞭になりがちです。ただし、気息音と息もれが声の高さに直結して変化する時は（例えば、高い音を歌うほど気息音が多く混じる）、声帯粘膜の腫れが主な原因かもしれません。

日ごとに歌唱力が変化する

ほとんどの歌手が演奏、音質、自分の持つ能力が上下することを経験するものです。しかしながら声帯の粘膜障害をもった歌手は、自分の声がどうなるのか予測不能となり、自分の声を信頼できなくなります。やがて絶望感となって、習慣的だったコントロールもうまくいかなくなり、自分の発声器官から見放されたと感じてしまいます。粘膜障害になると、悪化に伴い粗く攻撃的な声を使いがちです。

声帯の腫れで一番多いケースは、時間の経過とともに悪化する速度が直線的ではなく、幾何級数的であることです。したがって、重い粘膜障害をもった歌手ではより急激に悪くなり、深刻で長引く結果となります。対照的に、回復の度合と速度は、軽いケースの方が重いケースに比べて早めです。時間の経過とともに発声能力の不安定さが増すようであれば、特に技術的に熟練した歌手の場合、考えられる原因として声帯の腫れがあります。

高音の「金切り声」

超高音域に及び、時として通常の発声可能域を超えているような金切り声で歌うことは、決して妙技ではありません。この異常な発声はダイナミックな変化の一助にはならず、通常の声区とは相いれません。誤って「whistle register（笛の声区）」と呼ばれることもありますが、別物です。

金切り声を続けていると、声帯に声帯結節のような硬い腫れが生じ、その部分で声帯の振動が弱まります。結節が生じると、声帯が分節的な振動を起こします。この状態は弦楽器の倍音を連想させるもので、声帯のごくわずかな部分だけが振動します（損傷の位置によります）。声帯の前方と後方の限られた部分で、通常２つの異なった周波数の振動が同時に起き、結果、二重声として認識されます。特に"通常"の高音域が出しにくい、もしくはファルセット（裏声）の声域が大きく障害されるのと同時に部分振動が起きる場合は、声帯が硬くなり、たいていの場合は腫れが生じているという明らかなサインなのです。

嗄声、荒い声、濁った声、ガラガラ声の特性

　輝かしさや透明度、響きのいずれか、またはそれらすべての特徴を欠いた歌声でも、声帯の腫れを疑わなければなりません。しゃべり声にまで影響がある場合、腫れは軽い段階をすでに超えています〈Bastian 1990〉。歌声と話し声の両方に影響がある場合は、歌手はすでに前述した初期の危険信号を見逃したことになります。

不安定なヴィブラート

　ヴィブラートは、歌の機能障害における数多くの潜在的な症状を知る上で優れたバロメーターとなります。速度が遅くなる、振れ幅が広い（よろめく）、または不安定なヴィブラートは通常、過剰もしくは不適当な筋肉の使い方を示します。筋緊張の増加は、粘膜の腫れで声門閉鎖がうまくいかない時の代償方法として使われます。時間がたつごとに、この代償の試みは病的となり、粘膜損傷の進行とともに、筋肉への過重負担という結果で現れる可能性があります。極端な場合、筋肉のゆがみが最高潮に達する（年齢の割に早すぎる老化に似た症状です）ことさえあり、そこまで行くと治療が難しくなり声帯が荒廃します。

代償行為の進展

　粘膜の腫れによって声帯の柔軟性と楽な声門閉鎖が妨げられると、その障害を克服するために、たいていは無意識に内喉頭筋を必要以上に使うようになり、歌唱の際はさらに声道の外喉頭筋と補助筋を盛んに使うようになってしまいます。これらの代償的習慣が慢性的かつコントロールできない状態になると、病的な声の生成となっていきます。咽頭の締め付け、喉頭上部に蓋をすること、または喉頭上部の締め付け、仮声帯での締め付け、ノドの奥から絞り出す発声、舌を引っ込めること、顎の引きすぎや出しすぎ、発声開始時のすくいあげる声、ノドで鳴らす声、声門での発音、ノドを圧迫した声、気息音（特に高音の）などの悪い発声習慣、は、一度実行してそれに頼るようになると根絶するのは難しいのです。もし歌手の症状のリストの中に上記

の代償行為が当初見られなくても、声の障害と共に代償行為が並行して生じてくるようなら、それは正しい治療処置が欠如していることと声の悪化が継続していくことを意味しており、警告を促す役割を代償行為はしているのです。

 ## 声帯の腫れを発見するための課題

　声帯の粘膜障害と聴覚上の変化との相関性を考慮に入れて、歌手は前述した声の情報を実際に役立たせるべきでしょう。Bastian, Keidar, Verdolini-Marston らは1990年に、簡単な課題(swelling trap、腫れをとらえる仕掛け)を考案しテストしました。訓練されている歌手と未熟な歌手の声をモニターし、声帯の腫れの兆候を早期発見するのに、その課題が使えることが分かったのです。次項でその2つの課題を再現しました。正しく実行し解釈すれば、このスクリーニング用の課題は、声帯の腫れが存在する可能性と腫れの重症度だけではなく、身体的原因（技術的ではなく）の存在を、強く示唆する手助けとなります。

　これらの課題がうまくこなせなかった場合、資格のある経験豊かな声の専門家のチーム（音声専門医、声のセラピスト／言語聴覚士、音声学者）の診察を正式に受けようとする動機になるでしょう。これらの課題は示唆に富んでいますが、それ自体は決定的な診断を下すための指標ではありません。しかし、課題の演奏の仕方を無視することで、聞こえたものとそれが意味するものを歌い方と切り離したりしてごまかそうとする人は、声帯損傷の可能性に関する重大な助言が得られないことになります。すべての歌手が望んでいるのは、声の健康証明書なのです。

 ## 課題のやり方

　まず指示をする前に、この演習は正しく行われた時のみ有益だということを強調しておきます。故に、もし歌唱に欠陥があれば、メロディーとリズム

の配列は無意味なものとなります。

　この課題では次の2種類のフレーズを用います。(a) 素早く、一時的で、短い、そしてこの例では、反復的な発声現象を必要とするスタッカート。(b) 連結し流れるような歌い方を必要とするレガート。両方とも、とても小さな音量で高音域を組み合わせたものです。これらの課題はシンプルな原型なので、スタッカートとレガート両方の奏法が含まれていて、演奏の規定に厳密に従っていれば、歌手たち自身の母音を使った発声練習代わりに使用してもよいでしょう。

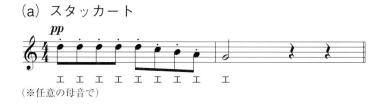

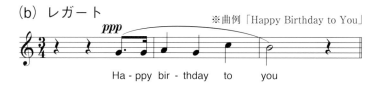

高い音域に集中する

　ここで示した譜例は任意の調で表現されています。すべての歌手は自分の中音域部から始め、課題を半音または1音ずつ高音へ転調進行していきます。成人男性は、発声音域の切り替え点(パッサッジョ、声種によって異なる)、軽い胸声(ヴワ・ミクステ)そしてファルセットの低音部に焦点を当てます。成人女性(と思春期前の歌手)で焦点を当てるべき個所は、高音部のオクターブ(C5〜C6)です。高音のソプラノは高いC(真ん中のドから2オクターブ上のド、C6)を超える声を出せるか試し続けるとよいでしょう。

正確に調音・フレージングする

　スタッカートの課題では、正確なリズムとテンポを保持すると同時に、イ［i］かオ［o］の母音で *pp* で歌うことが求められます。課題を通して、すべてのスタッカート音が分離され、短くそして等しい間隔でなければなりません。音域に関係なく、各音の音調が正確で、かつ可能な限り短く（すなわち、各音に軽く触れるだけ）なければなりません。歌う時には以下のことに注意します。遅くなったり、途中で中断したり、難しい箇所を先延ばししたり、また一つひとつの音を声帯で押し始めたり、極端に息を流す事は避けましょう。

　レガートの課題では、《ハッピー・バースデー》の歌の初めの節を *pp* で歌うことを課します。特に女性は、ボーイ・ソプラノのような真っ直ぐな声色を出すことが求められます。ヴィブラート（声の振動）を抑え、1つの節を一息で作ります。この節の音節の性質にもかかわらず、音は始まりから終わりまで滑らかな形につながるはずです。大きな声を出すことでこの問題を隠してしまえるので、この課題は可能な限り柔らかく歌わなければなりません。

正確な声の大きさを守る

　両方の課題はとても小さな声（*pp* 〜 *ppp* ぐらい）で歌わなければなりません。これが意味するところは、歌手の身体の大きさ、声量、声種、技術レベル、名声やうぬぼれに関係なく、これらの課題では最も小さい音量で最も精密かつ明瞭な音を作ることに努めてもらうためです。

 ## 課題の結果を理解する

　以下の場合は、声帯粘膜の腫れを疑うべきです。

【1】大きな声でないと課題が歌えない場合

　声帯が腫れていると、歌手はたいてい大きな声になります。例え大きな声を出すことによって発声障害がないように見えても、この"自らを罪に追い

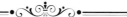

込むような"証は、「柔らかく歌ったら何も出てきやしない」の一言がすべてを物語るのです。

【2】声が高くなるにつれて気息音が増す場合

　気息音はいくつかの形状でみて取ることができます。例えば、帯気音（「h」の音）のように聴き取れる空気の放出音、音の中にかすかにある雑音（もしくは唇音）、声を押したり声帯の間を乱暴に貫く空気の漏れによる「ブンブンと飛び回っている蜂」のような音です。声の中に混じる気息音はずっと続くかまたは一時的で、音やフレーズの開始部や延長部、終結部で認識でき、症状が進行するとより顕著になります。

【3】発声遅延の発症（DPO：delayed phonatory onsets）と断続的な失声症
　　（IA：intermittent aphonia）を認めた場合

　特に高音域を丹念に調べる際に課題が正しく行われたなら、スタッカートの課題でDPOの症状が、レガートの課題でIAが現れやすいです。DPOでは、実際の発声が意図した開始時間より数秒かそれ以上遅くなり、「シュー」という音が先行します。IAでは、声は断片的に数秒かそれ以上出なくなり、持続的な発声が無意識に中断したり途切れたりします。「空白の箇所」は音がなくなるか、空気漏れや非周期性の雑音混じりの声が含まれるようになるでしょう。

　歌手は声の基準線を確立するために、上記で詳述したこれらの"swelling trap（声帯の腫れをとらえる仕掛け）"を使うとよいでしょう。深刻な声帯の腫れを発見する手段として、日々、自らを分析し続けなければなりません。「突然顕著に課題の基準線を満たさない声になったら、それは相対的もしくは完全に声を安静にする必要があることを示します。ですので、普通以下のパフォーマンスが続くということは、音声専門医の診察を受ける必要性を示しているのです」〈Bastian, Verdolini, Keidar, 1989〉。声のスクリーニング用の課題を受ける前のパフォーマーは、発声は安定していて、欠陥がないと信

じていたことでしょう（あるいは、あからさまな症状を否定するか、無視をするか、見落としていた）。しかし、この課題を初めて行った時に困難さを感じたならば、音声専門医の診察を受け、声帯の腫れがないかどうか調べてもらうのがよいでしょう。

　また、声帯の画像検査から得た結果を裏付けたり疑問がある時に、この課題を利用できます。「時として、歌手の課題である《スタッカート》や《ハッピー・バースデー》でお粗末なパフォーマンスだった場合、たとえ耳鼻咽喉医から"健康証明書"を受け取っていたとしても、異なる所見を示していることもあります」〈Bastian, Verdolini, Keidar, 1989〉。最後に、慢性的な声帯の腫れの診断を受けた後、歌手、声のセラピスト／言語聴覚士、発声の先生が、治療行為の合間に進行状態をみたり、音声外科の査定時や演奏レパートリーに戻れるかを見たりする時にこれらの課題を利用できます。

 自分の記録を作る

　歌手は過去の人生における臨床治療の恩恵に気づかないものです。評価のプロセスの不可欠な一部として、その人の人生の記録は、正しく解釈されれば正確な診断へ導き、適切な治療計画を進めるのに役立つ価値ある情報の宝庫です。さらに、過去を体系化して分析する際に、その人の繰り返されてきた問題点、例えば嗄声の発症、ある声の仕事を持続的に行うことが困難なパターン、先生やコーチ、エージェント、批評家が声の欠陥に関する時々のコメントを簡単に確認できます。スタッフによる秩序だったデータ採集をもとに、クリニックで彼らを診ると、評価の詳細がどれほどゆがんでいて、不正確に伝えられ、あるいは単に患者の病歴から除外されているかがわかり、驚いてしまいます。

　フラストレーションのもう1つの原因は、過去の診察での医者とのやり取り、医師の評価方法や診断、診断書などに関し大雑把な情報しかないことです。

健康管理の前任者によって文書が気前よく供給されたとしても（声帯のカラー写真や、喉頭の映像を抜粋して収めた動画、評価概要、外科的レポート、臨床経過のメモや薬物処方など）、患者はしばしばこれを忘れてくるか、そのような文書が存在することの報告を怠ります。

特に声の問題の経歴をもつ患者が、いつ、どこで、誰が誰に何をしたかを究明するのは退屈で手間がかかり混乱をきたします。我々がサポートしたい歌手には、声の健康に関するすべての文書が含まれた年代順の医療「スクラップブック」をつくっておくよう強く勧めます。この情報は、スキャンかデジタル化して、コンピューターのデータファイルにまとめておくのです。「それをリストとして持っています」というのは歓迎すべき言葉です。また医療記録とともに、自分の声の発達や能力、健康状態について異なる段階のものを示す短い選曲の入った音源や、録画したものを作成しておくべきです。過去を順番に整理することは、現在を理解し将来に備えることの一助となります。

日記をつける

声を使うパフォーマーには、日誌または日記を作成し、日々、声のケアに関連する情報を書き留めることをお勧めします。

2つの選択肢（はい／いいえの回答）と評価尺度（1〜5）を使った短い質問を、細区分に分けて作成。各パフォーマーのプロフィールと、データ入力やアクセスのしやすさ、維持のしやすさという点を考慮し、望ましいスタイルで記録できるよう構成します。記録媒体として、コンピューターや携帯情報端末を使う人もいれば、紙への記入を好む人もいます。どれを選んでも、きちんと長期にわたって書き込んで管理作業を続けることが、歌手たちにとって極めて貴重であることがわかるでしょう。それをしなければ、歌手たちはストレスを感じたときに、彼らが信頼できるいつもの声の状態と習慣に戻すことが難しくなります。

日記は声の使用量（どのくらいか）とその方法（どのように）についての

Part V　良い歌を歌うには

　情報を常に含まなければなりません。レパートリーの詳細の他、指導、声の
レッスン、リハーサル、オーディションと練習時間を記録しなければなりません。同様に、1日の正味の会話量も記載すべきでしょう。

　例えば処方箋薬や一般医薬品（種類と服用量）、アレルギー、胃酸逆流や
病気の症状といった医学情報は記録しなければなりません。閉経前の女性では、月経のサイクルと妊娠についても言及すべきです。栄養、水分補給と睡眠は、重要な点になり得ますが（にもかかわらず見過ごされがちです）、長期にわたって監視されれば、対処して改善することができます。大事なことを忘れていましたが、多くのパフォーマーにとって、「外に出てくる声」は彼らの「内なる声」の反映なのです。それゆえ、個人的な感情の状態、あるいは人間関係の衝突とその解決がどうなったかなど、総体的な自己評価を認識しなければなりません。

　日記をつけることは、最初は不必要な重い負担と考えるかもしれません。しかし長い目で見れば、作り話と事実を区別するのを助け、贅沢や禁欲の範囲を見分け、最も重要なことですが、声の習慣と声の病理をはっきりと関連づけられます。元患者が次のようにとても雄弁に明言しています。

　「私は、自分の日記から学んだために一層賢明になりました。それは真実を直視させ、事実に正対させるものでした。私は歯を食いしばって耐え、救いを得て、内側からも外側からも自分自身に注意をはらうようになりました。いまでは仕事も軌道に戻って好調になり、いつの日か回顧録の下書きとして日記を使うつもりです。ありがとうございました」。

　そして、彼は真の意味で“良い歌い手”になったのです。

＊1　華やかな装飾音の多い歌い方。
＊2　声楽における声の種類。大まかな分類では、女性はソプラノ、メゾソプラノ、ア
　　　ルト、男性はテノール、バリトン、バスなどに区分される。

164

●第13章　参考文献

Bastian, R. (1988), Factors leading to successful evaluation and management of patients with voice disorders, *Ear Nose and Throat Journal*, 67/June, 411-420

Bastian, R. (1990), Prevention of voice disorders, in K. E. Miller (ed.), *The Principles of Singing* (2nd ed), Prentice-Hall, Englewood Cliffs, N.J. (Chapter 11, pp. 48-56)

Bastian, R. (1993), Benign mucosal and saccular disorders; Benign laryngeal tumors, in Cummings et al. (eds), *Otolaryngology - Head and Neck Surgery*, 3, 1897-1924

Bastian, R. (1996), Vocal fold microsurgery in singers, *The Journal of Voice*, 10 (4) 389-404

Bastian, R. (2002), The vocal overdoer syndrome: a useful concept from the voice clinic, *The Journal of Singing*, 58 (5), 411-413

Bastian, R., Verdolini, K., & Keidar, A. (1989), The team approach to management of patients with voice disorders, *The NATS Journal*, 45 (5), 16-19

Bastian R., Keidar, A., & Verdolini-Marston, K. (1990), Simple vocal tasks for detecting vocal fold swelling, *The Journal of Voice*, 4 (2), 172-183

Keidar, A. (1997), Occupationally related injuries in singers, in Michael McCann, (ed.) chapter on Entertainment and the Arts (Performing and Media Arts), *Encyclopedia of Occupational Health and Safety*, 96.25

Vaughn, S. (2001), A singer's guide to vocal care, *The Journal of Singing*, 57 (3), 53-60

Care of the
Professional
Voice

Part VI

声にかかわる
病気のまとめ

Part VI 声にかかわる病気のまとめ

14 喉頭疾患とその治療と予防法

　喉頭についてだけをみても、喉頭の軟骨、筋肉、および神経組織のどこに異常があっても正常な発声が妨げられる怖れがあります。

　健常者の会話や歌唱に影響を与えるような喉頭疾患に限定すると、実は、喉頭の問題のほとんどが声帯粘膜に影響する良性疾病なのです。これらの良性疾患は、声の誤った使い方や事故に起因し、しかもいったん起こってしまうと発声法そのものを変えてしまい、さらに有害な結果をもたらすものとなります。歌手の喉頭では、その構造と機能が密接に相互に関係しあっているのです。

発声中の喉頭

　声帯が振動する結果、呼気の断続流が発生し、その断続の頻度で音の高さが決まります。したがって、頻度が1秒あたり256回であれば、ピアノの真ん中のド（C4）の音が生成されます。ここで生じる乱気流によって自然な声が得られますが、これは純粋な正弦波ではありません。この声が声門上の声道で加工され増幅されます。

　左右の声帯はそれぞれ2つの部分で形成されています：声帯前方3分の2（粘膜部分）は振動部分を形成しており、これが機能的に発声にたずさわる部分です。声帯後方3分の1（軟骨部分、P47 図5）は、実際、披裂軟骨の声帯突起を含んでいます。この声帯後部もやはり発声時に近接するのですが、振動しません。この部分はいわば人形遣いの棒のような役割をしていて、声帯の内転と外転をもたらします。

168

声帯を覆う粘膜は、前交連と後方の被裂軟骨の声帯突起の間に付着しているだけです。

したがって、声帯にラインケの間隙が存在することによって、粘膜の適切な移動性が保たれているのです。ラインケの間隙が何かの疾患や手術によって閉塞されてしまうと、声が損なわれます。良い声が出るためには、滑らかな粘膜波動の他に、2つの特性が備わっている必要があります。

まず、声帯粘膜層は弾力性に富み、自由に伸縮でき、元の状態に戻れるよう柔軟性がなければなりません。胸声域では、発声機構は主として声帯筋と披裂筋の活動で維持されていますが、頭声域では、声帯の位置と緊張度は輪状甲状筋によって制御されています。輪状甲状筋の働きで声帯は薄く引き延ばされ、互いに近接します。声帯粘膜が厚くなったり瘢痕化したりすると、こうした調節が不可能となります。このような変化に付随する問題としては、頭声区の声が出せなくなり、高音域の美しく柔らかい音を維持できなくなることがあげられます。

最終的に、声帯粘膜の適度な潤いは、声帯が十分に近接して良い声を保つための必要条件です。声帯粘膜の細胞には、独特な性質があります。構造的にいうと声帯粘膜細胞は、咽頭にある粘液産生組織と、皮膚を構成している扁平上皮細胞の中間的な性質を持っているのです。このような性質のために、声帯粘膜細胞は損傷にはかなりの抵抗力を持っているのですが、他の粘膜細胞が持つような自分で潤いを発生させる能力がありません。

声帯は自ら保湿できないだけでなく、周りを急速な気流が通るために乾燥してしまう危険性にいつもさらされているのです。声帯は喉頭室にある腺組織によって潤いが与えられます。

水様性の粘液が常時流れていることが正常な発声のために必要です。声帯が引き伸ばされたり互いに近づきあう時、顕微鏡でないとわからないような薄い粘液の被膜が声帯を覆います。粘液が足りなくても、濃すぎても、歌唱はうまく行かず、さらに声帯の保護が不十分になって、損傷されやすい状態になります。

Part VI 声にかかわる病気のまとめ

喉頭の位置の異常

嚥下をする際、喉頭は頸部で挙上したり下降したりします。

喉頭の挙上運動は反射によるもので、生きていくためには下降運動より重要です。この反射は、未熟な歌手の場合、歌唱に影響を及ぼしかねません。

喉頭が高い位置にあるままで歌うと、歌声が薄っぺらになり、かつ、しばしば喉頭が過剰に緊張している印象を与えます。同様に、声帯を閉鎖する（内転する）筋肉は、声帯を開大（外転）する筋肉より強力であり、発声中の内転筋が過度に収縮すると、有害な筋肉の緊張を引き起こします。

人体の大部分と同様、喉頭の筋肉は2つの競合するグループ、つまり作動筋と拮抗筋に分かれます。外喉頭筋の一方のグループは喉頭を挙上し、他方のグループは下降させます。

内喉頭筋の1つのグループが両声帯を近づけ（内転）、もう一方のグループは離します（外転）。歌手のトレーニングの一部は、これらの筋肉の一方が弛緩している間、他方のグループを収縮させるように選択的に使用する訓練をすることにあります。作動筋と拮抗筋の両方が同時に働いてしまうと、緊張が高まるわりに動きがほとんど起こらないという状態になってしまいます。

喉頭では、作動筋と拮抗筋の働きが完全に一致することはありません。喉頭のすべての筋肉が同時に活動すると、挙上筋の方が下降筋より強く働き、また内転筋の方が外転筋の力を上回ることになります。したがって、もしすべての筋を活動させた状態で歌い続けると、内転筋と挙上筋が優ってしまい、結果的に過緊張状態で歌うことになって、疲れて頸部の不快感を伴うようになってしまいます。その場合、喉頭は高い位置にとどまり、喉頭の3つの括約筋はすべて収縮します。すなわち、両側声帯は強く閉じ、仮声帯、喉頭蓋、喉頭蓋ヒダもすべて収縮します。その結果、声を出すためには声門下圧を非常に高める必要が生じ、さらに声門上の共鳴腔にも変化が起こってきます。

こうした状態で歌い続けると、過度の緊張に伴う痛みや疲労が増強し、声

帯を損傷しやすくなります。これは少し極端な例ですが、これより多少緊張が弱い状態でも、緊張性発声障害（MTD）がしばしばみられます。こうした状態では結節を伴うことがあったり、以前にあった障害の代償の形で起こったりする場合があります。

　歌手の場合、音声治療や用手マッサージによる筋緊張緩和が有効なことがあります。喉頭周囲の用手マッサージは、手を使った独特の方式で喉頭の部分を直接マッサージするもので、患者の声の変化を観察しながら行います。
　通常の全身マッサージには、筋肉の張りを緩和する効果があることが知られています。
　喉頭周囲のマッサージは Aronson により導入された手技で、喉頭周辺部分の筋肉のマッサージを行うものです。この方式の要点は、喉頭周辺の筋肉の収縮を和らげ、喉頭が下降しやすくなるように導くことにあり、過緊張性発声障害の治療に広く使用されてきました。
　喉頭周辺のマッサージは頚部や上半身の緊張が高まっている歌手に対してよく用いられ、頚部の筋肉痛や発声痛、さらにそのために姿勢が硬くなっている状態に適応されます。

急性と慢性の喉頭炎

　「喉頭炎」という用語は喉頭の炎症を示しており、感染、アレルギー、声の乱用による変化、胃食道逆流症または後鼻漏など、どんな原因によっても起こる包括的な病名です。

急性喉頭炎
　急性喉頭炎は、時にアレルギー反応の一部として起こり、または刺激性のものを吸入しても起こりますが、通常は感染が原因です。感染が原因の場合では通常、鼻閉や咽頭炎などの上気道炎から始まり、引き続いて喉頭炎が起こり、そして失声にまで至ります。これらの大半はウイルスによるもので、

Part Ⅵ　声にかかわる病気のまとめ

いったん組織が弱ると一般的に細菌の二次感染が起こります。細菌性の咽頭炎や喉頭炎は、嚥下や発声の痛みに伴って失声となります。真の細菌感染の場合は、抗菌薬の使用を考慮すべきです。

喉頭の急性細菌感染は発赤腫脹（巻末口絵写真3）をもたらしますが、多くの「喉頭炎」では視診上、驚くほどに軽い変化しか見られないのです。失声状態でも声帯はほとんど正常に閉じ、わずかな発赤のみが見られます。

ウイルス性喉頭炎における失声状態の真の原因は、咽頭筋の炎症と筋の収縮によって喉頭の位置が高くなることにあるのです。典型例では、喉頭が高い位置にあり、舌骨と甲状軟骨の間隙が緊張しています。舌骨と甲状軟骨の間を静かにマッサージして一時的に喉頭を降ろすことで患者の声を一時的に改善させることができますが、筋肉の緊張が再び高まると声はまた悪化します。

ウイルス性喉頭炎による失声に関する特別な治療法はありません。これまで、咽頭と頸部の筋肉を弛緩する目的で、熱い飲料の摂取、頸部へのマッサージまたは他の理学療法を勧める医師もいました。多くの場合、ウイルス性喉頭炎は決まった期間で決まった経過を取り、声は3〜5日以内に回復してきます。失声が何週間も続く場合には、不適切な姿勢など別の原因を精査すべきです。

声の休息

腫れた足首や肘など、どのような炎症の場合でも安静が有効です。通常、完全な声の安静は、急性喉頭炎、声帯出血、粘膜損傷や喉頭手術後など、短期間に限れば意味があると思われます。しかし完全な声の安静、つまり筆談などは4〜5日間以上続けてはいけません。事実、声帯を完全に“休める”ことは不可能です。

歌手の場合、仮に全く声を出さなくても、食物や唾液などを嚥下する時や

呼吸に際して両側声帯はともに動いています。

　咳払いとうがいは、特に炎症変化がある時は避けるべきです。歌手に対して４～６週間もの間、声を休ませるよう要求するのは愚かであって、完全に非現実的です。ほとんどのパフォーマーがそんな指示には従わず、普通の声を出す代わりに、声の安静にとっては叫び声と同じくらい有害である強い囁き声を使ってしまいます。

　部分的な声の安静とは、声を控えめに使うことを意味し、絶対に必要である時にだけ声を使うようにして、しかも声の出し方としては、必ず無難なやり方をとらなくてはいけません。電話は留守番電話にし、必要な会話だけを行い、その場合も短い時間、タバコの煙が来ないところに限ります。会話の間も少量ずつ水分をとり、有害な咳払いを避けるようにします。「喉頭炎──黙っていないといけないのです」というバッジかステッカーを用意すると、自分が余計な会話に加われないことを、おしゃべりな友人にも納得してもらうのに有用です。

　歌手は通常、話し声より歌声のほうが訓練されているので、リハビリテーションとしては、自分の声域の一番上から一番下まですべてでなく、まずはやさしい音域を出してみることから始めるべきです。そうすれば、自分のペースをつかみ、自分の声をコントロールしたり分析したりすることができます。これはちょうど、運動選手が起床時に毎日筋肉の弛緩とストレッチ運動を行うのに似ています。歌手は話し声についても歌声同様にコントロールし、意識的に声を出していくようにするべきです。

　口笛を吹くことは、喉頭を休ませると誤解されています。しかし、口笛を吹く際に声帯の開閉運動が起こるので、実際の歌唱の場合と時々区別しづらいことがあります。その場合の声帯の動きは多少ぎこちないもので、息や腹筋の支えが不十分となっており、支えのない歌唱の場合と同様、技術的にみても声帯を傷める可能性があると言えるでしょう。

　声をセーブするために、リハーサルのやり方を変えたり、発声に限度を設けて手を抜いたりする（マーキング）という心得があり、それらの方法は発

Part VI　声にかかわる病気のまとめ

声指導上有効と思われます。

　多くの歌手や俳優は楽譜を読む際、まず黙ったまま自らのパートに目を通してから発声し始めるのが一般的です。楽譜を黙読したり曲を聴いたりした後に頚部の筋肉の張りやノドの疲労を自覚したという場合は、密かに喉頭が動いていた可能性があります。ゆっくり時間をかけて傷んだ喉頭のリハビリテーションを進めていくのが重要で、身体の他の部分と同様、徐々に負担をかけていかなくてはなりません。

　歌手の場合、長い休暇や演奏を休んだ期間の後に演奏活動の世界に戻るためには、数日間は徐々にウォーミングアップをしなければなりません。どのスポーツのコーチでも、自分が指導している選手が48時間も休みをとった後でレースに参加するような場合には、あらかじめ決められている準備運動をゆっくり行ってからでなければ競技に臨むのを許すはずがありません。

慢性喉頭炎

　慢性喉頭炎の定義はさらに曖昧で、いくつもの原因が重なりあって発症します。慢性喉頭炎では声は雑音が多く、荒れてガラガラとしたダミ声となり、圧迫された印象で、通常より低くなっています。これは新聞売りや、呼び売り商人、パブの主人、観兵式を指揮する下士官、ミュージック・ホールの多くの芸人の声です。こういう人たちは声を酷使しており、かなり大きな声で、ノドに力を入れて、声を枯らすような声の出し方をします。また、過度な喫煙・飲酒の常習者である場合が多いです。このタイプの声は一般的に中年男性で多く見られ、"ジンと真夜中まで過ごす"声として特徴付けられてきました。

　慢性喉頭炎における喉頭鏡検査では、一連の特徴的所見が得られます。普通の声帯表面は、正常の滑らかさが保たれ、白色で反射光により輝き、時にわずかに血管が拡張するためにピンク色を呈します。職業的に声を使う人々においては、声帯の色調はある程度増強しますが、それは正常または少なくと

も生理的とされています。仕事で声を使う人で声帯に血管拡張を認めることは珍しくなく、おそらく声の使用に関連していると考えられます。

慢性喉頭炎の症例では、血管拡張のため声帯は暗赤色を呈し、表面がわずかに荒くなっており、声帯縁は少し不規則になっています（巻末口絵写真4）。プントは外観の違いを、白色または薄いローズピンク色のスリッパサテンとこすれた赤色のビロードに例えました。咽頭および喉頭の他の部分の粘膜にも同様の変化が見られ、通常、かなりねばっこい粘液の過剰分泌もみられます。声帯表面のごく軽度の充血と荒れたザラザラとした変化から、上に述べたような変化まで、様々な段階の変化が認められるのです。

声帯の厚みが増し表面が粗くなる結果として、ある程度の嗄声と声のピッチ低下が起こることが予想されます。俳優の中には、頭がよいかまたは運がよいことに、きれいに澄んだ声を捨てて、自分の持ち味としてかすれ気味の声で人を惹きつける場合もあります。

バリトンの歌手では、程度があまりひどくなければ上記の俳優と同様なかすれ気味な声でもやっていけます。しかし、テノールの場合はもっと深刻で、澄んだ高い音が損なわれてしまいます。さらにハイ・テノールやハイ・バリトンなどでは、ドラマティックな歌い方よりリリックな声色が命なので、炎症の影響はより重大となります。

こうした問題のある歌手は、タバコとアルコール、特に度数の高い酒類を避け、声の乱用を最小限にすべきです。また、せめてもの妥協案として、演奏前は沈黙を守り、声の乱用を最小限にとどめるべきです。

週に6晩の夜公演と2日のマチネを何とかこなしているアーティストであれば、仮にチャリティー公演に寛容な考え方を持っていたとしても、日曜日に急に決まったような活動を引き受ける余裕などありません。声の問題をもっている歌手は、土曜日の夜に劇場を出たら、月曜日の夜に再び劇場に来るまで完全に声を安静にするか、少なくとも部分的な声の安静を保つべきです。現状ではこういう忠告が受け入れ難いと思う歌手も、長い目でみると自分のためになるのです。

Part VI 声にかかわる病気のまとめ

　このような症例では、声帯筋が常に過緊張状態にあることが、筋を覆っている粘膜の問題より重要であるという点を強調しなければなりません。声色が不完全でも力強い声の持ち主の方がいい役をもらえるのに対し、弱々しい声で失敗しがちな歌手はあまりお呼びがかからず、どんなマネージャーでもそのような歌手に仕事は持ってこないものです。慢性喉頭炎の影響を隠そうとか、自分の声に合わない大役をこなそうとして過度に歌い続けると、結果的に筋肉の疲労を起こし、声は不安定なヴィブラートとなり、さらにピッチが外れ、魅力的な声など出せないようになってしまいます。

　声帯の前方3分の1に粘液がからむのは、声の乱用を示唆するものです。左右の声帯が互いに最も強くぶつかり合う点に粘液が橋をかけたように残っていると、将来そこに結節が生じることを暗示しています。
　喉頭の乾燥（乾燥性喉頭炎）は脱水、口呼吸、乾燥した環境および抗ヒスタミン剤内服に伴うものです。咳をした結果、炎症が起こるのは、喉頭潤滑の不足による可能性があります。歌手や俳優にとっては、一度に濃い痰が少量出たり粘膜が乾燥気味になったりするよりも、薄い粘液が多量に出ることの方が望ましいのです。喉頭炎のある歌手は、声帯表面が常に潤いを維持するように、水分を十分にとり続けなくてはなりません。

　これまで述べてきたことから推察されるように、慢性喉頭炎は声の誤った使い方、乾燥、喫煙、飲酒など、多くの要素が組み合わさって生じます。声帯の所見は、これらの要素を反映していろいろ異なります。治療にあたっては、これらの要因を解明し、それぞれに対して個々に対応していくべきであり、さらに慢性喉頭炎が喉頭咽頭酸逆流症により一層悪化することにも留意する必要があります（第3章、15章参照）。

声帯結節
　声帯結節（巻末口絵写真5）は、声帯振動縁の特定の部位にできる腫脹です。声帯振動が起こるのは声帯の前方3分の2であり、その中央の部分（つま

り前方3分の1）で振動は最も大きくなり、ここが振動に際して最も強くぶつかり合い、障害が起こりやすくなります。したがって、声帯結節がこの特定の部位、すなわち声帯の前方3分の1と残りの3分の2の境界にできやすいのは驚くには当たらないのです。

声帯結節の大きさや形、見た目は様々です。小さく限局的で白く、ピンの先のように見える場合もあれば、大きく平坦で、ピンク色の場合もあります。多くの例で両側性で、性状の違いは多少あっても左右よく似ています。

歌手で結節のできやすいのはソプラノとテノールです。低い声では声帯が長い時間強く閉じ続けている必要がありません。メゾやバリトンの歌手でも結節ができる場合がありますが、こういう声種では発声法が高音の歌手と違っているために、結節があっても歌う際にあまり困りません。

結節があると声帯が完全に閉じにくくなり、さらに、輪状甲状筋の活動によって声帯が薄くなることが制限されます。したがって、最も高い部分の発声に支障をきたします。結節があると、小声で高い頭声を出すことが難しくなります。最高音が出なくなり、起声時に息漏れが生じる（起声の遅延）という2つの徴候は、声帯がしっかり閉じないことを現しています。さらに、胸声区の高い音から頭声区への移行（パッサッジョ）ができにくくなるのも、声帯に腫脹があることを示唆するものです。

結節があること自体は痛みを引き起こすものではありません。しかし、声帯の腫脹がある状態で左右の声帯をしっかり閉じようとすると、余分な筋緊張が必要となります。その結果、特に力強く長く歌った後などでは頚部の不快感をきたします。このような例で声帯を診ると、はっきりした結節が認められる可能性があります。腫脹がかなり小さいと結節の存在が確認できない場合もありますが、発声中の声門の形が砂時計様に見えたり、振動の節の部分に粘液が糸を引いたように付着している時には、結節の存在が示唆されるものです。

結節は声の使いすぎに伴う外傷が繰り返し起こった結果で、例えて言えば

Part Ⅵ　声にかかわる病気のまとめ

指のペンだこや足にできるタコ（胼胝）のようなものです。足に合わない靴を長く履いているとタコができるのと似て、自分に適した発声をしないで歌い続けると結節ができるのです。1回や2回声を乱用したことで結節ができるわけではなく、何カ月も、あるいは年余にわたって誤った発声を続けていると結節が生じるのです。

　結節のでき始めには柔らかい腫脹が認められ、声を使わないでいるとこれが消えていきますが、また声を使いすぎると再発してきます。Sataloff は、こういう初期状態を生理的なものと考え、必ずしも結節へ変化するものとは言えないので治療の必要はない、と述べています。いずれにしても、こうした初期の柔らかい腫脹から真の結節への移行過程ははっきりしていません。

　かなり力強く歌った後の歌手を1回診ただけで「結節がある」と言って、その歌手を心配させるのはよくありません。しかし、長期にわたって繰り返し嗄声を訴えるような場合に気休めを言うのも不適切です。確実な診断のためには、経過をきちんと把握し、声の評価と局所所見を総合的に判断することが必要です。

　はっきりした結節が認められる場合でも、急性の部分と慢性の部分があるのが通例です。急性の部分は声を休めれば消失しますが、慢性の部分は残ります。声の安静や保存的治療は、特に手術を考えるような症例では、上記の2つの要素の鑑別に有用です。結節があっても、問題がなければ治療の必要はありません。

　オペラ歌手ではごく小さい腫脹でも歌いづらくなりますが、ロックやポップスの歌手ではかなり大きい結節があっても、ある程度の期間、活動が続けられます。こういう歌い手では、結節がある方が声に色気や猥雑性が加わり、それが持ち味になるのです。こうした例では、曲の声域を歌いやすいように下げたり、マイクロホンを使ったりします。また、声立てを強くして声帯の内転を強めるようにするのです。

　しかし時間が経つにつれて、こうした過度の緊張の結果、ノドの痛みを生じ疲れやすくなってきます。結節が大きくなってくると、さらに声帯を絞る

ように力を入れて声を出さざるを得なくなるという悪循環をきたします。力をいくら入れても声帯縁の振動がうまく作れず、結節の前後の部分で別々の振動が生じて二重声が出るようになったりします。結節の部分だけを接触させて発声すると、ヴァイオリンの弦を押さえて和音を作るような高音の軋み音が出ます。Keiderはこういう声を「鳥のような声（birdie voice）」と呼んでいますが、これは異常で声帯に問題があることの証拠です。

　さらに時間が経ち、高音部が壊れるまで続けていると、頭声とファルセットを失います。ポピュラー歌手では最初はこうした頭声やファルセットの声を開発せず、高音部ではむしろベルティング唱法を使うので、高音部が失われるのを敏感に察知できないことがあります。

　結節の治療として第一選択となり最も重要なのは、声の使い方を変えていくことです。そもそも結節の始まりは軽度の腫脹があった状態で歌ったことである可能性があります。例えば、2週間の契約があり途中でキャンセルできないという状況で歌う時、はじめは声帯全体が腫れた程度であったものが、力を入れて歌っているうちにはっきりとした限局的な柔らかい腫脹に変わっていきます。こういう状態でさらに力を入れて歌っていると、そのまま結節が形成されてしまうのです。

　こういう立場にあり、しかも発声技術をしっかり持っているプロの歌手については、音声治療が特に有効です。一方、あまり訓練を積んでおらず、高音部への滑らかな移行（パッサッジョ）や高音部での確実な支えが十分できていないような歌手では、音声治療の効果はさほどではありません。後者の場合は、治療よりむしろ教育の方が必要となってきます。

　結節の対策としては一般に、音声治療が第1のステップとなります。声の使い方を変えるだけですべての結節がなくなるというわけではありませんが、正しい発声法を身につけることには、保存的治療や手術を受けた後に再発を防ぐ意味があります。

　稀に、病変が極めてひどい例では到底音声治療の対象にならず、直ちに手

術を行って、ある程度状態をよくしてから音声治療に進む場合もあります。短期間の声の安静を保つことによって、急性の腫脹を軽くするという一時的な効果をあげることもあり得ますが、基本的な問題である誤った声の使い方を直すことにはなりません。

声の使い方を身につけなければ、腫脹は持続するだけです。何週間から何カ月にも及ぶような声の安静を続けるというようなやり方は、いわば歌手にとっての罰則のようなもので、結節の解決策にはなり得ません。

保存的治療としては、十分に水分をとり炎症を抑えることが中心で、さらに咽喉頭酸逆流症があればそれも治療します。声帯が乾燥している例では、発声中に繰り返し声帯を傷つけていると、障害が急速にひどくなっていきます。声帯が十分潤っていると、あまり力を入れなくても声帯の運動や閉鎖がしやすくなります。

ステロイド製剤を経口的あるいは筋注で投与すると、声帯の急性の腫脹を軽減する効果が得られます。ステロイドは結節そのものの治療に有効とは言えませんが、差し迫った公演がある例に対して、短期間処方されることがあります。いずれにしても、ステロイドを長期にわたって頻繁に使用するのは避けるべきで、これはこの種の薬剤が、身体が本来持っている侵襲に対する炎症反応を抑制する怖れがあるからです。全身的なステロイドの投与は、糖尿病、高血圧、胃潰瘍のある人には禁忌です。

治療にあたっては、喉頭を下げて緊張をとり、喉頭を広げ、腹筋の支えを強めることを目的とします。歌声の障害の原因として、話し声の出し方に問題がある場合が稀ならず認められます。一般に歌手は外向的で、その場その場で目立つように大きい声で話す癖があります。

音声治療では、こうした生活習慣を矯正していく必要があります。音声治療は通常有効ですが、必ずしも結節が消せるというわけではありません。特にロック歌手やアリーナのような広いステージで歌うような歌手では、持ち味となるような声を変えることに、本人ばかりでなくマネージャーなども前向きでありません。オペラ歌手でも力を入れた強い声にこだわって、発声法

を変えることに消極的な例があります。有名なメゾ歌手であったフィオレンツァ・コッソットは、どうして力の入った強い胸声にこだわるのかと聞かれた際に、「それは聴衆が私に望むことだから」と答えたものです。

発声法を修正して声帯を傷害しないような適切なテクニックを会得した後、手術を考慮する場合もあります。これは全例に適応とは言えませんが、繰り返し問題を起こすような症例では手術によって劇的な効果が得られます。手術が必要と考えられる結節症例でも、術前に音声治療を受けておくと、術後に再発を防ぐ効果があります。こうした訓練なしに手術だけを受けても、その効果は一時的で結節が再発してしまいます。この点は、後述する嚢胞やポリープと違うところです。

手術は全身麻酔下に短時間で施行されます。手術用顕微鏡で観察しながら、微細手術の手技によって結節を摘出します。これはラインケ腔より外側での操作で、声帯の健常組織を残すようにします。摘出する部分は少なければ少ないほどよく、取り過ぎより取り残すくらいの方がよいのです。取り過ぎてしまうと修復は不可能で、後々音声障害を残すことにもなります。

声帯嚢胞

嚢胞は声帯の組織内にでき、卵型をしています。通常、嚢胞は粘膜あるいは皮膚で覆われ、粘液かケラチン物質を含んでいます。結節より頻度が低く、主に一側性です。嚢胞は通常、外傷の結果生じます。声帯表面の上皮が内方に押し込まれて増殖し、上皮下にケラチンや粘液が作られるのです。

嚢胞の症状は、結節に似ています。主な違いは、既往歴、外観、および臨床経過です。

結節が慢性的に繰り返された声の乱用から生じる一方、嚢胞は、たった一度の激しい声の外傷で始まることがあります。外観ではしばしば結節と混同されますが、その主な理由は、通常、片側の嚢胞が反対側の声帯に接触して、その部分に反応性腫張を発生させるためです。したがって、見た目では両側

の声帯に対称性の2つの腫張があります。拡大して見るか、ストロボ検査を用いれば、両者の違いがはっきりします。

結節と異なって、嚢胞では音声療法は効果がありません。嚢胞は声帯上皮下の限局性膨隆で、声の使用や会話とは無関係です。したがって、嚢胞の診断がなされた場合は外科的除去を考慮すべきです。結節の症例のように、声の使用にかなり影響が出ている場合、嚢胞を除去すべきです。嚢胞によって歌手では仕事に支障をきたしますが、確定診断がつくまでに、何人もの医師や言語聴覚士に相談を持ちかけてしまう場合があります。

声帯出血

声帯は生命体の一組織として、常に血液の供給を必要としています。発声中、声帯表面の粘膜層は自由に揺れ動く必要があるので、この層への血管は筋層からではなく、前および後交連から縦に走行します。この結果、上皮の移動性は最大となり、もし血管が横切ったりラインケ腔を貫くように走行していたら起きるかもしれない血管の引っ張りや断裂が防がれているのです。しかし、声帯表面の毛細血管へ圧力がかかることが起こり得ます。声帯は、高頻度で振動し、また時に強く振動することがあります。声帯表面は、前述のように乾燥しやすい状況にあります。

静脈瘤と静脈瘤症（拡張症）の大部分は、声帯膜様部の中央部の表面近くに生じます。声帯膜様部の中央部（声帯前方の3分の1と後部の3分の2の境界点にあたる）は、発声によって外傷性疾患（結節、ポリープおよび静脈瘤）が誘発されやすい特異箇所と言ってよいでしょう。静脈拡張症と静脈瘤は、声帯の微小血管系構造への慢性の機械的な外傷から生じると考えられます。声帯上面における微小血管系損傷は、ムチ打ち症にいくらか類似しています。血管の位置が深くなり粘膜固有層内部にあると、損傷されにくくなります。血管が破れると血液が流出し、上皮の表面の下に広がり、声帯出血をきたします（巻末口絵写真6）。

声帯は出血すると、より重く硬くなります。そうなると歌手は突然、嗄声

を自覚します。嗄声は軽度なことも重症なこともありますが、突然起こり、しかもあまり痛くありません。症状が軽度のため、医師によって診断されるよりもずっと多くの出血がある例もあります。また歌手は、嗄声を自覚しても出血が軽度の場合、数日間の声の安静により回復する可能性があります。

　しかし、もし失声が重症の場合は、専門家の診察を受けることが多くなります。検査の際、通常、片側の声帯に発赤と腫脹が認められます。病変が両側性に起こることはめったにありません。出血の範囲が声帯全体に及ぶことも、一部にとどまる場合もあります。出血してから時間が経つと声帯は黄色く見えます。血液が再吸収された後でも、声帯浮腫が残ることがしばしばあり、消失するまで時間がかかります。浮腫があると声帯は硬くなり、実際に出血所見が認められなくても、嗄声の訴えはしばらく続きます。

　声帯出血を引き起こす引き金となるような原因は多様です。出血は通常、いきんだりして頭部の血圧が急に上昇して起こる場合があります。私たちの経験では、歌、出産、および重量挙げの際に出血をきたした例がありました。しかしながら出血の素因としては、月経周期またはアスピリン内服との関連が少なくないようです。

　声帯出血症例の多くが上気道感染を持っていたか、アスピリンや他の非ステロイド系抗炎症剤を内服していました。他のいわゆる「血液をさらさらにする」薬剤、例えば、ナイアシン、多量のビタミンCとステロイド製剤などは、すべて避けるべきです。アスピリンは、風邪、咳やインフルエンザの市販薬の調合に数多く用いられており、歌手が耳鼻科医の診察を受ける前にそれらを内服しているのは珍しいことではありません。

　歌手の中には代替療法に熱心な人がいますが、"自然の"ハーブが調合された飲料には注意してください。例えば、東洋のキノコの一種であるサルノコシカケは中国の菜食主義者の定番食品ですが、これはイチョウ同様に凝固能を低下させます。

　女性の歌手の症例では、エストロゲン（卵胞ホルモン）の不均衡が声帯出

血の原因となっていることが稀ではありません。月経中の声の変化のメカニズムは、声帯の水分の含有量が増加し、振動体としての質量が増大することによります。そのため多くの女性は、月経中に声の変化と歌いづらさを感じます。20世紀初頭には女性オペラ歌手に、月経前・月経中は優遇日を設けて出演を休ませていました。

　若い女性で低用量ピルを内服している場合、コントロール群に比べて血小板の凝集をきたすことにより、性ホルモンが血管壁活動を調節する役割を果たすといわれてきました。月経中の内因性ホルモン変化は声帯出血に関連していると考えられますが、声帯の脆弱性は外因性ホルモンによって増します。それゆえ、女性は月経前と月経後の2、3日の間は声帯出血の危険性があります。その間はわずかに声帯浮腫を伴い、血管は拡張して脆弱性が増加します。

　声帯出血の対策は簡単で、声の安静を保てばいいのです。安静の期間は7〜14日間で、喉頭ストロボスコピーで毎週観察する必要があります。数日後に出血して腫脹した部分は平坦となりますが、変色は残ります。出血がかなり多量だった場合は腫脹が長引き、ごく稀にドレナージ（声帯切開）を要する場合があります。さらに、その後の2〜3週間は少し声を安静にし、言語聴覚士の監視のもとに徐々にリハビリテーションを実施します。

　喉頭の衛生、保湿、そして喫煙と辛い食物を避けることが極めて重要です。逆流性食道炎が疑われた場合は、適切な治療が必要となります。通常、歌のレッスンは5〜6週間後に、公演は、歌手のレパートリーと経験次第ですが、8〜10週間後より開始されます。声の安静が厳しく行われれば、ほぼ例外なく血液は自然と再吸収され、声の機能は完全に回復するでしょう。昼夜を通して呼吸運動は続けられるため、喉頭は決して真の「安静」はとれません。しかしながら、声帯の強い締め付けを避けることによって、歌手は再出血の危険性や出血の再吸収の遅延、瘢痕形成、出血性ポリープ形成を減らすことができます（次項参照）。

出血が繰り返し起こる場合は、通常、ある決まった血管の脆弱性によるものです。この血管は、形状、大きさあるいは位置がはっきりしていることが少なくありません。時には、その血管が声帯の下面にあって見づらいため、出血の起こり方などからその位置を類推しなければなりません。声帯にそのような血管がない場合は、拡張した血管や、血管の分布が多い場所に注目する必要があります。すべての血管が疑わしいのではなく、血管の非対称な分布も珍しくありません。

しかしながら、血管が拡張していたり、蛇行していたり、または小さな泡状の部分（静脈瘤）が形成されていた場合、血管壁は脆くなっています。このような血管は、結節の際に述べた手技とレーザー照射を組み合わせることによって除去することができます。新たに血管形成が見られることもありますが、通常、除去された血管は再生しません。他の対策として、怒張した血管を曲がった針や小さな鉗子で除去することもあります。

喉頭ポリープ

ポリープは粘膜の限局性病変です（巻末口絵写真 7）。それらはゼラチン様組織で満たされていて、柔らかく、ある一定の大きさがあると発声中に声門の隙間から実際に出たり入ったりします。声は損なわれますが、結節の場合と違って音が低くなってしまいます。声はガラガラして、いわゆる「フライ音」になります。

一側性ポリープの患者は、特徴的な発声障害をきたします。正常側の声帯は一定の周波数で振動していますが、ポリープのある方の "重荷" のある声帯は振動が減少し、その結果、声はかすれて息漏れが起こり、始終咳払いをするようになります。結節のように、ポリープもまた声帯縁に生じるため、結節と同様に高い声が出にくくなります。さらに紛らわしいこととして、結節が声帯の好発部位（振幅が最大となる点）に生じる場合、初めのうちは柔らかくポリープのように見えることがあるのですが、これは最終的にはポリープではなく結節になっていくのです。

真性ポリープは通常、一側性であり、歌手では血マメのように出血が完全

Part Ⅵ　声にかかわる病気のまとめ

に吸収されないで残った部分から生じる場合が多いのです。出血に引き続く
声帯浮腫が完全に消失しなかった場合、柔らかい腫脹部位が振動体の縁とな
り、時間が経つにつれてその部分にポリープが形成されます。

　囊胞の場合と同じように、これらの出血性ポリープは一側性であるのが典
型的ですが、発声時に接触する反対側の声帯にも反応性の変化を起こします。
それゆえ、特に小さくて形のはっきりしたポリープは、しばしば結節と誤診
されます。このような誤診があると、ポリープと結節では治療方針が全く異
なっているだけに、不運な結果となります。小さなポリープが生じた後、声
の乱用や誤用を続けていると、刺激のためポリープは大きくなり続けます。

　新鮮なポリープは、しばしば赤色かピンク色の色調を呈し、柔らかく光沢
があります。その基部には血管が走行していますが表面下にあるため、外来
検査では見えません。時間が経ったポリープは硬く小さくなり、対側声帯の
対称部位に接触反応が生じるため、結節によく似た所見が見られるようにな
ります。さらにポリープが成長すると、ポリープの栄養血管が瘢痕化して消
滅していきます。そのため、茎部が細いポリープは脱落することがあり、そ
うでない場合には線維性の小隆起になっていきます。

　もう一度強調しますが、音声療法はポリープの治療として第一選択肢では
ありません。できて間もない新鮮なポリープは自然退縮する可能性があり、
声の安静以外の治療を必要としません。治癒を急ぎ、炎症を軽減するために
少量のステロイド剤を試みる医師もいます。

　ポリープがしばらくの間存在する場合、外科的除去が必要となります。除
去時、栄養血管を探してレーザーで除去するのが肝要です。反対側の声帯の
接触性反応部分は、ポリープがなくなり刺激が取り除かれるとほどなく自然
軽快するため、治療を必要としません。

　びまん性のポリープは全く別のものです。それらは通常、長年の喫煙によ
り起こります。声帯縁が非常に大きく膨れ、通常柔らかいブヨブヨとした腫
張で、いわゆる「象の耳」状となります。これはクラシックの訓練された歌

186

手の中では珍しく、ポップス歌手、ラジオやスポーツの解説者、伝道師、および他の声をよく使う職業従事者に、より頻繁に見られます。甲状腺機能低下症があると声帯の浮腫と肥厚が起こるので、これらが疑われた場合は甲状腺機能検査をすべきです。

　ポリープ様変性（喫煙家のポリープ様声帯やラインケの浮腫とも呼ばれる）は両側性の声帯の広汎性腫脹です（巻末口絵写真8）。過剰なコラーゲン様物質がラインケ腔に存在しているのはおそらく、長年にわたり昼夜を問わず声帯を刺激してきたタバコのニコチンやタールに対する喉頭の防御反応と思われます。これらのポリープは大きく可動性があり、女性の話声が低音となるため、電話で男性に間違えられることがあります。
　この状態に対する治療の基本となるのは、まず直ちに完全な禁煙を守ることです。声の乱用が重要な要因であることが明らかならば、これに対する厳しい注意も必要です。しかしながら、ポリープが大きくなっている例では外科的手技が必要です。外科手技の際、声帯を剥ぎ取るのを避けることが重要です。その代わり、顕微鏡下に声帯振動縁の外側に切開をおき、浮腫状病変部を吸引除去します。癒着を予防するため、一度の手術で方側のみ施術します。もし必要ならば、6〜8週間後に反対側の声帯の待機的手術を実施します。
　歌手には、それまで特徴であった「味わいのある声」が術後には変わってしまい、特定の「はまり役」がこなせなくなる可能性があることを説明しておく必要があります。しかしその一方で、高さがより安定し、よく通るようになると言ってよいでしょう。手術後に声帯は正常となり新しい声が得られますが、したがって、声のプロの場合、新しい声となることについて自分で十分考えるだけでなく、代理人とも相談することが必要です。

声帯溝症
　この用語は、程度の差はあれ、声帯粘膜縁に前後に走る溝を指します。このような変化は、時には声帯の片側に、通常は両側に、ほぼ対称に生じます。

声門に紡錘形の間隙ができ、発声中に完全に閉じません。組織学的に、溝は粘膜固有層の浅層にあります。このような変化が起こると、声帯表面のカバー層は肥厚し、しばしば嗄声、息漏れと声の効率の低下を伴います。新しい外科手技がいろいろ考案されており、多くの患者で少なくとも部分的な声の改善が得られてはいますが、安全確実で危険性がなく最良の手術手技はまだ開発されていません。

喉頭麻痺

　発声における重要な2つの運動神経は、迷走神経の分枝である反回神経と上喉頭神経です。反回神経は声帯の内転筋と外転筋（披裂軟骨の位置を調整する筋）を支配し、一方、上喉頭枝は輪状甲状筋を支配しています。これらの神経の外傷またはウイルス感染はいずれも直ちに音声に影響を与え、歌手に致命的な影響を与えることがあります。反回神経の損傷は、甲状腺の手術中に、または頚部への外傷の結果起こるのが、最も一般的です。胸部や頭部の疾患など他の原因によっても起こることも知られています。さらに、特にはっきりした原因がなく起こることもあり、その大半はウイルス感染です。上喉頭神経麻痺はウイルス性または特発性に起こるのが通例です。反回神経の機能障害によって、声帯の弛緩性麻痺が発症します（巻末口絵写真9）。声帯は緊張を失い、声は"風の音のような息漏れ声"となります。

　声帯は緊張と可動性の両方の機能を失い、発声中に反対側の声帯に向かって近づいていくことができなくなります。声にはすべての音域で、嗄れと息漏れと声の弱々しさが認められます。喉頭検査を行えば通常、声帯麻痺の有無は容易に判断できます。発声時の正常な声帯運動は起こらず、発声しようとする際の呼気流で受動的な動きが見られても、それと正常の発声運動を混同してはいけません。披裂軟骨は通常、前方、すなわち喉頭の内側に倒れているように見えます。

　上喉頭神経だけの麻痺（反回神経は正常）の場合は低中音域での発声は可能です。しかし、頭声区に入って声が高くなると輪状甲状筋の機能が主にな

ってくるため、この機能の麻痺によって高音部の発声は強く影響を受け、高音が出にくくなります。喉頭所見としては、正常側の輪状甲状筋が甲状軟骨を反対側に引くために、喉頭全体が健常側に回転するように見えます。

　現状では、神経機能そのものを回復させるのに役立つ治療法はありませんが、声帯筋と輪状甲状筋の筋電図検査を行えば回復の可能性があるかどうかについて適切な指標を得ることができます。反回神経麻痺の多くの症例では、神経が自然に回復し、支配筋肉に可動性が戻ります。他の例としては、麻痺が回復しても神経の再支配がうまくいかず、筋の緊張は戻っても声帯運動が回復しない場合もあります。

　声帯運動麻痺があっても、麻痺のない健側声帯が発声機能を代償することがあります。つまり、健側声帯が発声時に声門の正中線を越えて過内転し、麻痺声帯に近接することで代償性の声門閉鎖が起こるのです。このような代償が継続するにつれて、音声の品質は向上し、周囲に雑音があったりして声が通らない場合を別にすれば、実用的にほぼ正常な声が取り戻せるでしょう。唯一の臨床像である嗄声が徐々に回復していくため、声帯麻痺と気づかれずに代償によって治ってしまった麻痺の患者は、おそらく実際に診断されているよりも多いでしょう。上喉頭神経麻痺では音声疲労が主な問題であり、回復を確実に見届けることが困難ですが、大部分の患者はおそらく自然治癒していくと思われます。

　歌手の喉頭麻痺の場合は、回復期にあっても声が元通りにはならないだけに、問題は深刻と言えるでしょう。我々は、ポピュラー音楽で業績を残した先天性喉頭麻痺の歌手の一例を知っていますが、これは極めて例外的です。積極的な音声訓練（治療）で麻痺後の代償運動が促進される可能性はあります。麻痺例であるかどうかをまず確認することが重要であり、これは麻痺の場合、声の安静が全く誤った治療方針と言えるからです。声はむしろ強く出すように努めるべきで、これによって患者は健側の動いている声帯の筋力を高め、"片方で両方分働く"ための可動性を獲得していけるのです。

　音声治療が無効の場合は、例えばコラーゲン、脂肪または他の材料を麻痺

Part VI 声にかかわる病気のまとめ

声帯に注入するなどの外科的治療法を試みることができます。これには麻痺声帯を膨らませ、健側声帯が患側に近づいてきた際に、しっかりした硬さをもった振動縁を作る効果があります。甲状軟骨を介して軟骨やプラスチック製の小さな形成材料を挿入して、麻痺声帯全体を内側に押し出すこともできます。

このような声帯内転術は通常、局所麻酔下に頚部に小切開を加えて施術します。これによって挿入物を的確な場所に置き、声を「調整」することができます。この手術を推進している医師たちによれば、もし声帯運動が完全に回復した場合、こうした挿入物は容易に除去することができます。

15 声に影響を与える身体の病気

声道のどの部分に疾患があっても、歌唱に影響を与るのは自明のことです。声道の疾患以外で、例えば肺気腫のような慢性閉塞性肺疾患があると、呼吸機能が制限され、呼気時にも吸気時にも空気の自然な流れが阻害されて、声量豊かに歌い続ける能力が損なわれます。同様に、横隔膜を支配する横隔神経に麻痺が生じても、歌唱能力は著しく損なわれます。また、神経と筋肉を侵す変性疾患であるパーキンソン症候群でも発声機能の低下がしばしばみられます。実際問題として、発声機能を障害するようなすべての疾患について概説するとなると、1冊の内科学教科書を書かなければならないでしょう。

逆流性喉頭炎

時に、特別な病歴を持たない声のプロが助言を求めにやってくることがあります。はじめは彼の話から、特定の診断を示唆する症候はほとんど得られないかもしれません。しかし、起床時に口臭があったり、ウォーミングアップに長い時間が必要だったり、声の疲労、そして説明のつかない乾性の咳を訴えるかもしれません。他にも、喘鳴や喘息の傾向、循環器系の疾患ではない胸骨下または胸骨後の胸痛など、あまり一般的でない症状も引き出されるかもしれません。持続的な苦味、口内の酸っぱい感じや口臭を感じ、時には胸焼けの既往があるかもしれません。

これらの症候は、胃-食道逆流が喉頭から咽頭に発現したことを示唆します。多くの場合、異物感の感覚やノドの下部に何かが引っかかっている感じなどの病歴があるものです。結果として、患者は咳払いをし続け、そしておそらく深夜の咳込みを伴う喉頭の筋の収縮が発現しているでしょう。鼻のレ

ントゲンで明らかな異常が認められないのに、後鼻漏の症状を訴えることも珍しくありません。おそらく、点鼻スプレーや抗ヒスタミン剤、抗生物質が処方され、場合によっては後鼻漏に対する手術の適応になります。しかし多くの症候は、実は逆流の問題によって起こり、悪化しているのかもしれません。

胃食道逆流症（GERD：gastroesophageal reflux disease）は、一般に多くみられるようになってきました。肥満者の増加、食習慣の変化やストレスなど、多くの原因がいわれています。酸性の胃の内容物が鼻咽頭のレベルまで逆流して、咽頭喉頭の症状のみならず、耳痛や耳管の機能不全まで起こしうることが、複数の研究により示されています。

喉頭-咽頭逆流は特に歌手や俳優に多くみられます。パフォーマンスのストレスが酸の分泌を刺激し、声を出すことそのものが、食道括約筋に対抗する腹圧を著しく上昇させるからです。満腹では腹部の支えが妨げられるため、多くの歌手や俳優は食べずに舞台に立ち、夜遅くに食事をたくさんとってから、ほどなく就寝してしまいがちです。これは夜間の酸逆流を増す要因になります。

逆流性喉頭炎の患者は、たいていは胸焼けや逆流の症状を否定しますが、それはおそらく喉頭-咽頭逆流の症状が自覚されにくいからです。pHモニタリングで逆流性喉頭炎が確認された患者のうち、半分に満たない人々しか、胃食道酸逆流症の伝統的な診断に必要であった、胸焼けや酸逆流を訴えません。

逆流性喉頭炎の所見は様々ですが、古典的には両披裂部の間の腫脹や、両披裂部の発赤、声帯の後ろ3分の1に広がる赤みを伴った披裂部の著しい変化を含みます。慢性で深刻な症例では、顕著な腫脹、肉芽腫（巻末口絵写真10）や潰瘍が喉頭の後部に認められます。よくみられる明白な所見として、赤みの少ないびまん性の腫脹があり、この浮腫は、声門下の領域の腫脹の結果、声帯溝症と錯覚させます。喉頭は食道よりはるかに酸による傷害の影響を受けやすいのですが、それは喉頭粘膜が酸クリアランスのメカニズムを持

たず、粘膜がとても薄くて弱く、逆流から守るのに適していないからです。

　一般的な体調管理で大切なことは、必要に応じて減量、禁煙し、飲酒と高脂肪の食事を避けることです。ベッドの頭側は 15 ～ 30cm ほど高くすべきです。また、寝床に着く 3 時間以内にたくさんの食事をとるのは避けるべきです。これは歌手や俳優には難しいことでしょうが、朝食や昼食でたくさん食事をとり、夜は軽くとどめておく方が賢明です。柑橘系ジュース、トマトやトマトベースの食べ物、コーヒー、玉ねぎ、チョコレート、コーラ、ビール、牛乳、チューインガム、口臭清涼剤、咳用のど飴、ペパーミントは避けたほうがよいでしょう。これらは酸の産生を増加させる傾向があり、中性化をもたらしません。過量にビタミン C（アスコルビン酸）をとると、症状をさらに悪化させます。下部食道括約筋圧を低下させる薬はやめておくべきです。抗ヒスタミン剤や非ステロイド性の抗炎症剤（NSAIDs）も避けるべきです。というのも、重症食道炎の患者の粘膜損傷を顕著に悪化させるからです。

　逆流の問題がある患者は、前かがみの姿勢や、ジョギング、腕立て伏せを避けたほうがよいです。患者は、制酸剤や制酸アルギン酸塩化合物の処方を受け、逆流の症状を起こしやすい食後や眠前などに服用するようにします。

　症状が続く場合は、酸産生を減らすラニチジン[*1]のような薬剤（H2 ブロッカー[*2]）を試みるべきです。それでも症状が持続するなら、より制酸効果が期待できるオメプラゾン[*3]や、より新しいエソメプラゾール[*4]などが使用されます。後者の薬剤を使えば、大多数の患者は 4 週間以内にあらゆる食道炎の症状がなくなるでしょう。しかし一部の患者では、一般的な逆流に対する処置とともに、4 ～ 6 カ月間の治療を続ける必要があります。

　消化管の逆流症の診断検査は、感度と特異度の点で逆流性喉頭炎症に有用ではありません。バリウム嚥下造影検査と食道生検はともに、逆流性喉頭炎症の患者では陰性となりますが、そのような偽陰性の結果は問題をうやむやにしてしまいます。

　加えて、下部食道の圧を増すことで酸逆流を減らし、結果として胃内容物

に持続的に曝露される時間を減らすことになる消化管運動改善薬など、作用機序の違う薬物療法も受ける必要があります。こうした薬剤の中では、ドンペリドンの有用性が判明しています。

喉頭後部の炎症や肉芽があるパフォーマーには、酸逆流に対する医学的治療に加えて、音声治療を検討することが有用です。接触性肉芽や潰瘍は、緊張した状態やノドを酷使する人でより頻繁に起こります。例えばプロのアナウンサーなどは、流行りのマッチョな低い声で過剰に話し続けることで、しばしば声を酷使し乱用します。こうした人のグループには、就寝前に食事をする人、多量飲酒者、パーティー参加者、講演者などが含まれます。現在、喉頭の酸曝露による肉芽や潰瘍のすべてに共通する発生機序は外傷である、という考えが受け入れられつつあります。

胸部感染による繰り返す咳や胸痛、咳払いは、いずれも酸逆流や声帯上の厚い粘液の存在により誘発され、声の誤った使い方も含め、すべてが増悪因子となります。

低音域でのスピーチの間に強く長く披裂軟骨が接触すると、披裂軟骨が突出して接触面が露出し、擦過損傷となります。高速撮影により、破裂音を発声中の力んだ声門アタック（声門破裂音、coup de glotte〈仏語〉）による外傷は、繊細な構造を持つ披裂軟骨の隆起をたやすく傷つけることによるものだということが証明されました。この場合、音声治療が有用でしょう。音声治療の目的は、ピッチを上げて、咳払いをやめることです。そして前述の通り、医師は酸逆流に関するあらゆる問題を治療すべきです。

もし、やせ気味で治療方針にもしっかり従う患者が1カ月以内に改善が見られない場合は、もっと深刻な消化器の機能不全が存在するか診断自体が間違っている可能性があります。良い方向に進まない場合、造影剤を使用した嚥下ビデオ撮影、内視鏡検査などさらなる検査を受けることを勧めます。鑑別診断としては過食症も疑うべきですが、診断に困難を伴います。継続的に

自己誘発嘔吐を行うと、歯肉が不衛生になり歯牙酸蝕症を引き起こします。

アレルギー

アレルギーは鼻、ノド、そして下部気管-気管支に影響を与えます。症状としては、軽度のイライラ感から、やっかいなくしゃみ、鼻水、鼻づまり、目のむずがゆさ、ノドの過敏性、ノドの刺激感、気管支喘息まで様々です。ノドや鼻での過剰な粘液の産生を引き起こします。これは、空気中の微粒子を吸い込むことで起こるアレルギーが原因です。およそ1400万人のアメリカ人がアレルギー性鼻炎に苦しんでいると推計されていて、その中にはわずかにイライラする程度にすぎない人もいれば、著しく消耗する人もいます。

ひとたび異質な植物性や動物性の物質が鼻やノド、目の粘膜を経て身体に侵入すると、異物を排除しようとする免疫反応が起こります。通常の環境下ではそれは役立つもので、自然な防護反応です。しかし一部の人々では、アレルゲンと呼ばれる特定の物質に対して過度の炎症反応を示します。

こうしたアレルギー患者では同様の家族歴を持つ傾向があります。アレルゲンが感作された抗体を持つ身体を刺激すると、感作抗体がアレルゲンと結びつくことで、多くの化学物質の放出を引き起こし、これが好ましくない作用もたらします。こうした化学物質の中ではヒスタミンが最もよく知られており、鼻の粘膜の腫脹、かゆみ、過度の粘液の産生などの鼻炎の症状を引き起こします。

自然界に広く存在するカビにアレルギーがある患者もいます。カビは、パンをだめにしたり、果実を腐らせたりし、枯葉や草、枯草、藁の上で繁殖します。カビアレルギーの期間は長く、雪で地面が覆われる季節以外のほぼ1年中、カビの胞子は空気中に存在します。屋内のカビは観葉植物やその土で育つ他、地下室や洗濯室、加湿器といった湿気のある場所にも発生します。また、チーズや発酵したアルコール製品にもみられます。

Part VI　声にかかわる病気のまとめ

　犬や猫、馬などのペットや、羊毛、羽毛、ハウスダストでもアレルギー反応を起こす患者がいます。ハウスダストは、分解された繊維（家具の詰め物など）、カビ、フケ（例えば、家で飼っている動物の体の一部）、ダニやダニの糞などが混ざり合った複合体です。

　やっかいなアレルギーの一般的な対策としては、ヒーターやエアコンのフィルターを毎月取り替え、空気清浄機を設置するのが賢明です。花粉が多い季節には窓や扉を閉めます。また湿った部屋を乾燥させるなど、カビ対策をします。羽毛の枕や羊毛の毛布・洋服は綿や合成繊維に変えるべきで、マットレスや枕もまた化学繊維の布や、ハウスダストやダニを通さない素材で包むとよいでしょう。

　短い期間の季節性のアレルギーを示す場合は、際立った乾燥を引き起こさない、弱い作用の抗ヒスタミン剤で良好に症状をコントロールすることができますし、その薬剤の特性や使用方法を熟知すれば、必要な時に使用することが許容されます。しかしながら、実際にはこのような理想的な準備は整わないでしょう。抗ヒスタミン剤に対する反応は、あるパフォーマーは服薬して良好なのに、一方は乾きを感じるなど、患者の体質によるところが大きいものです。仕事が休みの期間に何種類かの抗ヒスタミン剤を使ってみて、主な症状を止める薬を探す必要があります。

　時には食物アレルギーも原因のひとつとなり、それは調べられますが、パフォーマーにとって主に問題となるのは、たいていは花粉や動物のフケ・カビやハウスダストによるものです。

　国際的に活躍するパフォーマーは時差を超えて行き交い、花粉が飛び交う地域を往来することでしょう。したがって、世界の特定の地域、そして実際には同じ国の特定のエリアですら、アレルゲンは解決しがたい問題となるのです。

　古い劇場やコンサートホールには、たくさんのカーテンや舞台裏のたれ幕があり、古めかしい着替え室の設備は必ずしも十分に清潔ではなく、積もっ

たカビや埃によるアレルギー症状を引き起こす原因となります。これらの施設には着工以来、掃除機をかけたことのないような壁や床があるものです。換気に乏しい古い劇場では問題が増しますが、それは不適切な清掃や、時に行われる水浸しの掃除でさらに状況は悪くなります。

　新しくて清掃が行き届いた劇場であっても、カビの生えた古い舞台装置は使われるでしょう。空気中に埃が舞うのを防ぐための霧吹きがなされると、カビはおびただしく繁殖することになります。特定の作品が他の劇場から貸し出されて、舞台装置がしばしば再利用されることがありますが、換気の乏しい倉庫で保管されてアレルギーの問題をさらに悪化させることになります。目や気道の粘膜への広範な炎症の結果、鼻閉塞や結膜炎が起こります。

　嗅覚を司る器官であることはさておき、鼻には肺への通り道として空気を温めたり、湿度を与えたりする働きがあります。鼻閉塞は、口呼吸をまねき、咽頭や喉頭を乾燥させ、これが粘液分泌の質に影響を与え、潤いの低下やノドのむずがゆさの感覚によって、咳やノドへの刺激を引き起こします。とても有害な埃まみれの舞台裏では、工場の職人が使うような防塵マスクや、グラスファイバーを含まないサージカルマスクが時として助けになります。

　それでも症状に悩まされるならば、皮内テストや血液サンプルを採取して様々なアレルゲンに対する免疫グロブリン（IgE）抗体反応を調べます。理想的な治療は、有害な刺激を避け、免疫を抑制する薬物を服用し、脱感作することです。

　鼻の粘膜は、拡張と収縮の双方の能力に長けた動脈や静脈、毛細血管が豊富です。通常、これらの血管の半分は収縮していてもう半分は拡張している状態ですが、人が力強く活動する際は、ホルモン（アドレナリン）の分泌が増します。アドレナリンは鼻の血管の収縮や締め付けを引き起こし、空気の通り道を広くしてより息がしやすいよう、粘膜を縮ませます。反対のことがアレルギー発作時や風邪をひいた際には起こります。血管が拡張して粘膜は充血し（過量の血液で満たされる）、鼻がつまり鼻閉が起きます。

　さらに、アレルギーと感染症に加え、別の様々な原因で鼻血管の拡張や血

管運動性の鼻炎が起こります。これらには心理的なストレスや、甲状腺機能異常、妊娠、血圧を下げる薬剤の一部、それに鼻スプレー式の充血除去剤の使いすぎや長期使用などがあります。こうした障害が早期の段階なら、鼻づまりは一時的で可逆性です。しかし、こうした状態が長く続いて血管が収縮能力を失うと、静脈瘤のような状態になります。そうすると、患者が横になると血管は満たされ、横を向いて寝ると下にした側の鼻がうっ血することになります。

うっ血はしばしば眠りを妨げるので、鼻づまり患者の睡眠のためには、ベッドの頭側を 10cm ほど挙上することが有用です。外科的手術は時に、長期的かつ劇的な効果をもたらしますが、実際のところは鼻アレルギーの問題のわずかな部分を改善したに過ぎません。

ステロイドを含む点鼻スプレーは、鼻の粘膜の腫脹を軽減するのに役に立つでしょう。しかし、これらの製剤は、仕事が始まる数日前から使っておくべきなのと、治療的最小限の濃度で利用すべきであるということをしっかり理解しておく必要があります。鼻だけに局所的に使用するとはいえ、稀に咽頭や声帯にカビ感染を起こすことがあります。また時に、軽い鼻出血も起こします。

充血除去剤の内服薬も役に立つでしょうが、多くの充血除去剤の配合成分中にシュードエフェドリン（pseudoephedrine）が含まれていることを覚えておくべきです。これは夜遅くに服用すると、刺激となって健常な睡眠を妨げます。充血除去剤の成分は乾きや動悸をもたらすこともあり、年配の男性群では泌尿器症状を引き起こす可能性があります。

喘息と呼吸機能不全

軽度の閉塞性肺疾患はパフォーマーの"支え"を弱め、声や舌の筋緊張を高め、結果として声帯結節の元となる声の乱用となります。時にこの閉塞性肺疾患は、ダンスや動作の授業で歌ったり話したりしなければならない時や、

激しい動きをした結果、セッションの終わりにゼーゼーしてしまうことで明らかになる場合があります。この運動誘発性の喘息は調べるのが困難で、時には、アーティストが上演にいくぶん遅れてしまい、寒い夜に劇場へ駆け込んで到着した際に喘鳴が出るということで発症するかもしれません。

　潜在的な喘息持ちの歌手や役者は、不安によっても発作が誘発されます。公演の始まりには健常な肺機能を持ち、好ましいテクニックで良い呼吸による支えを得られたとしても、公演が進むにつれ、肺の機能が減弱して呼吸による支えも障害されます。この結果、胸式呼吸となり、声の乱用となることがあります。喘息の傾向を持つパフォーマーは、彼の症状に同情的であり、特定の吸入が喉頭の刺激になることや、一部の気管支拡張剤が優しく歌う時に聴き取れる程度の軽い振戦の原因になり得ることを理解している呼吸器の医師の下で肺機能検査を受けるべきです。

　肺機能検査で喘息と診断されたら、治療は個人の重症度に応じて厳格に調整して決められるべきです。歌手では、ステロイド（cortisone）を含むスプレー薬よりも、経口の薬物やステロイドを含有しない気管支拡張剤がより好ましいです。声帯の筋肉に対する副腎皮質ホルモン（corticosteroids）吸入の効果は不明瞭であるにもかかわらず、長い期間使用し続けることがあります。するとカビ（真菌）による声の機能不全が起こり得ます。

　過剰な局所へのステロイド使用は筋肉を弱らせるという報告もあります（ステロイドミオパチーや萎縮）。ステロイドと気管支拡張薬を組み合わせた吸入薬の中には、パウダー状になっていて、重大な嗄声を引き起こす可能性があるものもあります。ごく稀に、経口気管支拡張剤で下部食道括約筋の減弱をまねき、胃-食道逆流の症状をさらに悪化させる可能性があります。慢性の咳だけが喘息の症状で、胸部苦悶を伴う喘鳴が初めのうちは現れないこともあるでしょう。「気道過敏症」という用語は、必ずしも喘鳴は起こらないが、冷たい空気を吸い込むとすぐに咳き込む患者にしばしば用いられます。逆流性喉頭炎のある一部の患者は、胃酸の微粒子を咽頭から気管支に吸入するために起こる気管支攣縮をもっていると考えられます。

Part Ⅵ　声にかかわる病気のまとめ

　運動誘発喘息はよく知られていますが、これは換気の過剰による気道状態の変化によるものが大きいです。

　いかなる要素が呼吸の支えを障害するとしても、頭頚部の随伴する筋肉が作動します。この不適切な筋肉の使用が、結果として声の疲労を招き、コントロールを低下させ（特に小さな声の時に）、音域を狭小化させるなどの声の問題を生じさせます。
　歌唱中や上演中の厳格な身体的要求の間は、呼吸のわずかな支えの変化でさえ問題となります。プロの俳優や歌手は、特に微妙な空気の流れや呼気圧に調子を合わせます。これは声に必要とされることであることから、ごくわずかな身体能力の変化であっても直ちに明らかに現れ、潜在的な障害となるのです。

肥満とダイエット

　ほとんどの俳優や歌手は外交的な性格です。彼らが実際、完全に内省的であったならば、職業としてステージに立とうとはしないでしょうから。彼らの多くは最大限に生活をエンジョイしていて、美味しい食べ物やワインを楽しんでいます。その結果として、多くの有名なパフォーマーは今も昔も太り過ぎていて、傑出したオペラ歌手になるためには太っていることが明らかに声にとって有利であるという民間伝承を育て上げたほどです。
　歌ったり演じたりするには声の運動を伴いますが、その分野で熟練の技を身につけるためには、それにふさわしい健康な身体と心が必要不可欠です。腹部のよい支え、優れた呼吸機能と予備力、身体的な強さと心身の忍耐強さは、キャリアを成功させるのと良い声を長持ちさせるために必須です。

　肥満が著しくなると、よく認識されている医学的問題が関連してきます。高血圧は肥満の人ではるかに多いですし、コレステロール値が上昇し、心臓発作などのリスクが高まります。

糖尿病は、特に年配の群で肥満と関連しており、同様に、胃-食道逆流や静脈瘤、ヘルニアも関連があります。著しく肥満した人は呼吸器系の問題に至りますが、これはやせた人のようにうまく胸郭を広げられないからです。

他にも関節炎、特に膝関節に問題を生じます。一般に、肥満の人は手術の際の麻酔リスクがより大きく、また働ける期間が短いのです。大きないびきをかくことが珍しくなく、睡眠時無呼吸（次項参照）に苦しみ、それゆえ昼間にひどい疲労感に悩まされて、ベッド以外の場所で急に眠り込んだりします。体重の問題で、頻繁に落ち込んだりもします。

一般に、肥満は摂取カロリーを減らすか、消費カロリーを増やすか、またはその双方により治療されます。減量の成功には低カロリーの主要栄養素で構成された食事が大切であるという報告が数多くありますが、確かな証拠はありません。原則として、減量の目的は、健常な体重への到達と同様に、健常な身体状態を保つことにあります。低カロリーダイエットが他のダイエット法と比べて優位という証拠はありません。

肥満の人のカロリー消費を促す最も一般的な方法は、運動を増やすことです。これにより、筋肉量が増し、体脂肪率が顕著に低下します。肥満の人には、少しずつゆっくりと減量することが推奨されます。減量は1週間に1〜1.3kg程度を目標とし、急激な体重減量は避けるべきです。なぜなら、軽い代謝の変化を引き起こし、時には疲労感が出現し、結果として声の質や持続性を変えることになるからです。

改善が見られない場合は栄養士の助言を求め、また食欲抑制剤に関しては、絶対に必要な場合のみにして、厳格な医学的管理下で使用すべきです。

ナッツ類や、チリやカレーなどの辛い食べ物も避けるべきです、なぜなら、咳発作や咳払いの刺激となるのみならず、胃にも刺激を与えるからです。

いびきと睡眠時無呼吸

いびきや睡眠時無呼吸は肥満者にしばしばみられますが、健常な普通の体

重の人にも起こります。いびきと睡眠時無呼吸は同時にみられることが多いのですが、相関関係は一定ではありません。ある患者はいびきのみで睡眠時無呼吸はありませんし、時に睡眠時無呼吸の患者でも、いびきをかかず静かに眠る場合もあります。

いびきは通常、上気道の部分的閉塞で起こります。吸気時に、閉塞したエリアで乱流と雑音が誘発され、いびき音となるのです。鼻と咽頭後部の２つは閉塞が起こりやすい箇所です。いびきをかく患者はしばしば、鼻中隔湾曲、扁桃肥大、軟口蓋下垂などと診断されます。重度の症例では完全閉塞が数秒間続き、呼吸も止まります（無呼吸）。無呼吸になっている間、血中酸素濃度は低下します。重度の閉塞性睡眠時無呼吸患者では、一晩に何十回も無呼吸の発現があります。

睡眠時無呼吸の通常の症状としては、朝や昼間の眠気、慢性的な疲労、集中力の欠如などがあります。不十分な酸素供給は高血圧や心臓病を引き起こします。もし睡眠時無呼吸が疑われたら、睡眠時モニター検査を行うべきです。治療の選択肢として、体重を落とすこと、アルコールや睡眠導入剤を控えること、呼吸を助ける機器を利用すること（CPAP[*5]）などがあります。もし閉塞が鼻に限られているのなら、外科手術も有効です。軟口蓋を硬くする、または短くするという手術方法もありますが、歌手にとって口蓋の手術は、口蓋に傷跡が残ることによる障害の可能性を熟考する必要があります。

口臭

ある程度の口臭は健康な人でも、特に睡眠の後にはよくあることです。他者と顔をつきあわせて働くパフォーマーにとって臭い息や口臭は、きまりが悪く悩ましいものです。時に、実際の問題以上に神経質になり、たくさんの人がマウススプレーやミント、口中清涼剤やマウスウォッシュを頻繁に使ったり、歯を磨きすぎたりします。

口臭はどんな時でも完全には逃れられない悩ましい症状ですが、完全には解明されていません。正しい有病率は知られていませんが、最近のある研究

では、若い女性歯科衛生士のグループのうち半数近くが時に口臭を感じると報告しています。口臭は多分に感覚的で（口臭恐怖症）、統合失調症での幻覚の症状としてもみられます。

　口を洗浄しない患者はほどなく口臭を発しますが、口内のあらゆる種類の腐敗はかなりの悪臭をもたらし、もっとも多いのは炎症関連の歯垢による歯肉炎や歯周炎です。揮発性硫黄化合物（VSC）の量と、メチルメルカプタンと硫黄化合物の割合は、健全な口内の人よりも歯周病の人の方が高くなります。口臭の度合いは、呼気から口内のVSCを評価する口臭測定器（ハリメーター*⁶⁾）を用いて定量的に測定することができます。

　一般に朝は口臭が強く、しばしば不愉快ですが、それはおそらく睡眠中に唾液の流れがほぼ全休止することと、歯垢や食べ物、唾液の蓄積や腐敗によるものでしょう。朝に口を洗浄する、または食事をすることで、口腔から発せられる悪臭ある息は、あらかた浄化されます。しかしながら、前夜のアルコールの飲み過ぎや喫煙、口呼吸によるものはよくならないでしょう。朝の口臭は、前夜に食べた特定のもの、例えば玉ねぎ、にんにく、カレーなどにも関連します。朝の息の臭気は、細胞のタンパク質やアミノ酸が、硫化水素やメチルメルカプタンのような臭いのする揮発性の硫黄化合物に分解する結果と言われています。通常、唾液は弱酸性で、特定の細菌の成長や増殖を抑制します。口内から取り出した唾液を培養するとすぐにアルカリ性となり、不快な臭気を発します。

　胃液逆流のある患者は、口内の悪臭とともに酸味を訴えることが珍しくありません。また、胃が空っぽだと不快な臭いの一因になります。これは食事をとりそびれた人に顕著で、食事後にはほどなく消失します。

　空腹時の臭い息の原因ははっきりしませんが、肺から生じるようです。中等度の脱水でも唾液の流量が減少し、食べ物や上皮細胞の残屑の腐敗を促しますが、これは容易に修正されます。口の渇きは液体摂取の不足のみならず、慢性的な口呼吸や、抗ヒスタミン剤、利尿剤のような薬でも起こります。口臭を引き起こす全身の病気には、尿毒症、肝不全、糖尿病、放射線療法、自

Part Ⅵ　声にかかわる病気のまとめ

己免疫疾患などがあります。

実質的には、嫌気性の微生物が繁殖するようないかなる条件でも、不快な臭いが生じます。例として、急性もしくは慢性の副鼻腔炎や咽頭炎があります。鼻では炎症状態によって、鼻の生理的な粘液の被膜が壊されることにより起こります。点鼻剤や点鼻スプレーの使い過ぎ・乱用による粘液被膜のダメージは、慢性的な問題になる薬剤性鼻炎となります。これが永続的な鼻粘液被膜の破綻という結果になり、鼻腔からの悪臭に苦しむことも珍しくありません。薬物依存、特にコカインの乱用もまた悪臭と構造的なダメージを引き起こします。

扁桃やアデノイドの腺窩の慢性的な感染も問題の原因となりますが、これはこの温かく湿った、細菌の繁殖に理想的な環境に食物や上皮落屑がはまり込むからです。この症状は、局所麻酔下に扁桃窩をウォーターピックやレーザー凝固術で洗浄することによって軽減することがあります。

口臭の管理には、その存在を認め、重症度を評価することが必要です。病歴や検査は、食事や全身的な原因を取り除く方向に向かうべきです。歯、口腔の十分な評価はいつも必要です。これについては歯科医が最もよく訓練されていますが、歯科衛生士が歯肉、歯周に影響を与える障害に対応する技能を持っています。

最も確実な管理法は、口内細菌、特に嫌気性菌を減らすことです。これには、歯磨き、歯間ブラシなどの方法で口内の衛生を改善することでうまく達成できます。歯磨き後に、専用の道具による舌みがきも使われることがあります。口臭を訴えて医療機関を訪れる人のうち 85 〜 90％には口腔内に原因があり、鼻腔／副鼻腔に問題があるのが 5 〜 10％、胃腸の病状によるものが 1 〜 3％です。したがって、ほとんどの人にとって、口腔の評価が診断や治療に最も大切になります。

簡便で手頃な価格で行える効果的な治療は、歯垢にいる微生物に特に有効な 0.2％含水グルコン酸クロルヘキシジン[*7] の口内洗浄剤（マウスリンス）を使うことで口臭も改善します。それは自覚的にもあるいは口内の揮発性硫

化物の減少を測定することによっても効果が判断されます。

しかし、市販のマウスウォッシュの中には刺激性で逆効果となるものもあります。一時的に細菌の数を減らしたとしても、口の粘膜層に損傷を与えてしまいます。細菌は倍々で急速に増殖して数時間で完全に元に戻る一方で、口内の粘膜層のダメージは再生するのにもっと長い時間が必要になります。

鼻や咽頭、副鼻腔の感染が問題の場合は、適切な助言が求められるでしょう。胃-食道逆流による口臭に関しては、制酸剤を用いることや、この章で概説した方法で大体は改善するでしょう。

吸収不良に関連した口臭は、果物や野菜の摂取を増やして、脂質を含む食品を減らすという食事の変更で改善が見込まれます。もちろん、唾液の流れが豊富であることが大切です。

数多くの臭い隠しが市販されていますが、ペパーミントオイルはニンニクと同じ代謝経路を辿るので、役に立ちます。コーヒー、濃い紅茶やコーラは全身の過敏性や刺激性を増すのみならず、利尿作用により脱水を引き起こします。これらの飲み物は胃の不快感の一因になりますし、胃-食道逆流をさらに悪くする傾向があり、一部の人にとっては、頻繁な咳払いや声の疲労の原因となり得ます。ハーブティーは、軽度の唾液分泌を促すので、適度にとる限りは有用であると言われています。

しゃっくり

しゃっくりは、不随意的に急に吸気が起き、急速な声帯の閉鎖によって吸気が妨げられるものです。その原因は知られていませんが、普通は害がなく短時間で収まり、自然に止まるか、または自分で行ういくつかの呼吸の操作で止まります。しゃっくりはしばしば、胃拡張、温度の急激な変化、感情の変化またはアルコールの摂取に伴って出現します。

しゃっくりはほとんど一定の経過で収まりますが、もし24時間以上継続するようなら、他に疾患が潜んでいないか、除外診断のための検査をしなけ

Part VI　声にかかわる病気のまとめ

ればなりません。しゃっくりの症状は、呼吸の手技以外に氷を入れた冷たい水を飲むことやうがいをすること、外耳道を刺激することで止まります。「クロルプロマジン」（製品名：コントミンなど）もしゃっくりの治療に使われます。

顎関節症

歌手は、普通の人よりも長時間にわたって繰り返し大きく口を開けたりするので、顎関節に問題を抱えやすいようです。歌唱ではしばしば、普通の範囲以上に口を広げます。歌手の間で顎関節症が増加しているのは、歌唱技術そのものに関連するのです。

多くの顎関節の問題は、理想的な共鳴スペースを調整して作ることに起因します。響きを得るために下顎を大きく広げすぎることが一因です。顎関節の側方または円運動を、緩やかな動きにさせることは、学生たちにできる限り大きく口を開けるように指導するよりも、顎関節にかかる緊張の問題を効果的に解決できるのでお勧めします。

顎関節症を訴えた多くの歌手が「ノドを開ける」のに下顎を下げる必要はないと学ぶと、もう顎関節症に悩まなくなっていることに気づきます。パフォーマンスのストレスによる筋緊張は顎関節症の増悪因子です。

歌手で顎関節症の治療を求める人はほぼすべて、歌手ではない顎関節症患者よりも口を大きく開けすぎている傾向があります。顎関節症は声域を狭め、声を疲れやすくさせ、声の質や強さ、高さを変化させ、舌や筋肉の活動を過剰に強くします。大きく口を開けた時に顎関節が痛んだり動きにくくなると、歌唱に障害が出る他、しばしば側頭部の頭痛を伴います。

歯の食いしばりや歯ぎしりは絶えず続く鈍痛と顎関節の筋の限局的な圧痛、開口の困難を生じさせる一方、顎関節に限局されていた痛みはやがて顔や頭部にまで広がります。非常に稀ですが、顎関節には変形性関節炎がわずかな症状とともに生じていることがあります。一方、関節リウマチでは顎関節に痛みと腫れを生じ、動きが制限されます。

顎関節症が疑われた時、または症状が問題になった時は、専門家による助言が必要です。原因として歯の問題が疑われた場合、歯科医ではスプリント治療（噛み合わせを補正）、ナイトガード（マウスピース、食いしばりと歯ぎしりを防ぐ）、歯冠治療や薬物治療が行われます。

咬合の問題が存在する時は、矯正歯科医の意見が求められます。咬合不全が重度の場合、顎関節症と顎の補正のために口腔外科手術が必要なことがあります。幅広い治療法を提供するスタッフがいる顎関節クリニックをもつ病院もたくさんあります。

ホルモンの変化と声

月経前期にみられる声の症状としては、高音が出しにくくなる、声が不安定になる、声が疲れやすくなる、声の効率性が低下する、音の高さが定まらない、しゃがれ声になるなどということが、声量と声の柔軟性の低減と伴って現れます。これは、聴衆よりも歌手のほうがよくわかるものです。

こうした自覚的な声の変化は、ホルモンレベルの生理的な変化に伴って生じます。ホルモンの変化としてエストロゲン値の低下が月経周期の21日目に起きます。エストロゲン値が低下すると喉頭組織が水分を吸収して声帯の腫脹を引き起こし、血管を充血させ、声帯の質量を増大させます。声帯の大きさと質量の全般的な変化は声帯の振動様式の変化も引き起こし、結果として前述のような声の変化が出てくるのです。また、声帯粘膜下の出血も月経時によくあります。

下腹部痛や腹部膨満感は月経前によくある訴えです。女性の歌手は支えを強めるために腹筋に大きく頼りがちなので、これらの腹部症状は厄介です。月経前の腹部の張りに悩まされていて高い声で歌うのに困難を感じる歌手は、潜在的に声帯にダメージを与えたり、正しくない発声の習慣を避けるためにリハーサルを最小限にして、症状が重い時には新しいレパートリーや新しいテクニックを避けるようにするべきです。

経口避妊薬を服用する際には、声を注意深く監視しなくてはなりません。少数ではありますが、数カ月しかピルを服用していなくても副作用として声域と声の質が変化する女性もいます。

非常に稀ですが、経口避妊薬は鼻閉感を生じさせたり、片頭痛を悪化させることがあります。もし特に重要な役にあたったとして、いつも月経時に強い症状が出ることを知っている場合、経口避妊薬を投与することで月経周期をずらすことができます。しかし、この決定は気軽にすべきではありません。

閉経は40代後半から50代前半に起こります。卵巣機能が低下するために月経が停止するものです。女性ホルモンの生成が減少し、エストラジオールとプロゲステロン両者の血中濃度が検出不能のレベルまで低下します。閉経後の卵巣は、本来は副腎皮質から出るアンドロゲン（男性ホルモン）を分泌するため、血流中の男性ホルモン値が相対的に高くなります。

閉経は、時に嗅覚低下と睡眠不足を引き起こす他、ホットフラッシュ*8と精神的な変化、生殖器官の萎縮、喉頭粘膜の変化が生じます。心血管系の疾患、骨粗しょう症、性欲の減退もよく見られる症状です。

月経周期性の停止は閉経の後期の兆候であり、他の症状が前もって生じることを念頭に置くべきです。

閉経後、通常は声の高さ（基本周波数）が低下しますが、これはエストロゲンが顕著に減少または分泌が停止し、アンドロゲンの生成が持続するからです。女性は閉経に近づいたり閉経すると、ホルモンの変化以外の年齢的な因子も抱えるようになります。これには喉頭筋の萎縮、声帯の肥厚、喉頭軟骨の硬化、肺活量の低下などが含まれます。そのため閉経前後には、歌手は気息性の声と声域全般、特に高音域での声域の低下に注意すべきでしょう。またトレモロの増大、ブレスコントロールの低下、音声疲労、音程の不安定さに加えて、ヴィブラートの表情の変化などが伴います。

時に、エストロゲンの低下による声の変化は月経の停止に先行することがあります。そのため、月経が不規則になるかまたは全く停止する前にエストロゲン補充療法を始めることが望ましい場合があります。歌手が使う薬と同

様に、ホルモン補充療法は注意深く、しかも個人個人に合わせて用いなければなりません。

　声を職業とする女性に閉経後のホルモン補充療法が勧められることがあります。その際は演技や歌唱のプロとしてのストレスや緊張をよく理解している医師の医学的管理の下、適切に行われなければなりません。

　自然な閉経（手術によって月経停止になったものは含まない）を迎えた人でまだ子宮が残っている女性では、エストロゲン補充療法はプロゲステロンと組み合わせるべきです。それは、子宮内膜に対する長期的な副作用を防ぐためです。プロゲステロンは逐次（毎月12日間など）連続的に投与され、プロゲステロンのタイプに応じてたくさんの処方の方式があります。エストロゲンは閉経時に起こる女性の声の変化を逆行させると思われますが、声に対するプロゲステロンの作用は、はっきり言って不明瞭で、プロゲステロンの中には声に有害なものもあります。閉経に対するいくつかの処方の仕方には相対的に男性ホルモン作用が強いプロゲステロンが含まれているため、それを使用すると声が男性化し、声の基本周波数が低くなり声色が変わってしまいます。

　ホルモン補充療法もまた、女性に安らかな生活を提供するもので、顕著な副作用もなく何十年とこの治療を続ける人も少なくありません。短期間ですが、ホルモン補充療法は望ましくない副作用が出ることがあります。それは、胸の膨らみや、プロゲステロンを使用している患者では月経前症候群と似たような症状がしつこく続くことがあります。ホルモン補充療法を続けている間は血栓症のリスクが高まります。また10年以上続けると、乳がんのリスクが増加します。

　ホルモン補充療法も気をつけて選べば、望まぬ副作用は最小限にとどめることができます。ホルモン補充療法は心臓血管障害と脳血管障害の罹病率を増加させるという最近の科学的研究を考えると、その女性にとっての最終判断は、この補充療法の有益性が潜在的なリスクを上回るかどうかによることになります。このことは患者を受け持つ内分泌医や婦人科医と議論を尽くすべきでしょう。

エストロンはやや弱めのエストロゲンですが、卵巣機能の低下にあまり影響されない女性ホルモンのひとつです。エストロンは脂肪組織においてアンドロゲンから変換されることによってのみ生成されるホルモンです。そのため、エストロンは閉経後の血中を循環する主要な女性ホルモンとなるのです。エストロンが脂肪組織で生成されるという事実は、極端に太った歌手の中には閉経による変化が少ない人がいることを説明するものかもしれません。

閉経後の女性で加齢による変化によっても発声に困難を感じている人は、ボイスセラピーや通常のボーカルトレーニング、全身のエクササイズなどで、こうした変化を遅らせることができます。通常のボーカルトレーニングにより、トレモロを防ぎ、敏捷性とピッチの正確性を高め、声を疲れにくくできます。

閉経後の歌手はホルモンの変化に伴う体の生理的変化、例えば声帯の浮腫などに代償性に対処するようになります。しかし、こうした代償的な対策が時に声の乱用となり、長期間にわたる発声の問題につながることがあります。

閉経の二次的な変化として発声に困難を感じている女性は、発声指導者／治療士、歌手などを専門に見ていて、声帯の疾患を判別できる音声専門医の助けを受けることを勧めます。音声専門医のチームでは、いろいろな音声の乱用や埋め合わせをしようとする悪い癖を取り除く指導がされます。

アンドロゲン（男性ホルモン）は子宮内膜症[*9]の治療に広く使われています。しかしアンドロゲンは女性歌手には禁忌の薬です。アンドロゲンにより声は不安定で低くなり、急速に音色は変化します。治療をやめれば声は改善することもあります。しかし、低音はアンドロゲン治療の開始前より響くこともありますが、高音が治療前の状態に戻ることは稀です。

月経前の症状に近い変化が妊娠中に起きることがあり、微かな声の変化が知覚されることがよくあります。加えて、妊娠の中後期には腹部の支えに重要な変化が出てきます。腹部が膨隆し、それが腹筋の機能を妨げて重心の位置を変えてしまいます。

稀なことですが、甲状腺機能低下症では男女ともに声が太く低い声になることがあります。音声疲労、嗄声、音の減弱、声域の狭小化、体重の増加、咽喉頭の異物感などが、軽度の甲状腺機能低下症でも生じます。典型的な甲状腺機能低下症の患者は寒い気候を嫌い、無気力になり、喉頭の検査をすると声帯が腫脹しているのが観察されます。しかし、甲状腺機能低下症の初期では症状は軽度であったり誤診されることがあります。甲状腺機能の検査が正常下限であっても、特に甲状腺刺激ホルモン値（TSH 値）が上昇している時は甲状腺機能低下症を心に留めておかねばなりません。ごく稀に、甲状腺中毒症の人にも似たような声の症状がでます。

　甲状腺ホルモン補充療法は甲状腺ホルモンによる声の変化を改善するのに有効ですが、内分泌科で甲状腺ホルモン値を定期的にチェックすることが不可欠です。

　タンパク同化ステロイドは男性ホルモンに関係しており、他の危険性[10]に加えて声も変化します。一種の男性化の結果、声は低く、粗くなり、たいていの場合元に戻りません。

＊1　胃酸分泌抑制薬。
＊2　胃壁細胞のヒスタミン H2 受容体を遮断することにより胃酸の分泌を抑制する薬剤。
＊3　プロトンポンプという酵素の働きを阻害することにより、＊2 と比較してより強力に胃酸の分泌を抑制する薬剤。
＊4　プロトンポンプ阻害薬。胃壁細胞の ATP アーゼを阻害することによって胃酸分泌を抑制する。最近でも次々と新しいタイプの薬が出現している。
＊5　持続陽圧呼吸。
＊6　日本では一般的にはあまり使用されていないようである。hali- はラテン語で「呼気」、ひいては「臭」の意。
＊7　殺菌消毒剤。
＊8　急にのぼせ、ほてりや発汗が起こること。
＊9　子宮内腔にしか存在しないはずの子宮内膜や子宮内膜様の組織が、子宮以外の場所にできる疾患。
＊10　多毛、にきびが発現する。

訳者後記

　訳者の一人である私（小林）は、喉頭音声障害のジストニア性難病の治療に苦労を感じていた。原因や病態が完全に解明されていないのである。1980年代後半、本疾患に対しボツリヌストキシンによる治療がアメリカで開発された。顔面神経のジストニア性疾患には、ボツリヌストキシンを使用していて、これが革新的な薬物であることを実感していた私は、その開発者の一人ブリツアー医師の意見を聴いてみようと考えニューヨークにあるコロンビア大学の分院を訪ねた。彼は私をアメリカ喉頭科学会の海外会員に推薦してくれた実力者である。

　また、ニューヨークでは彼が主宰する喉頭音声障害の研究グループの会合にも連れて行ってくれたのだが、そのグループの一人が本書の著者の一人、アンソニー・ヤーン先生である。ヤーン先生は勉強家なうえ温和な人柄で、すぐにうちとけた。彼は音楽家の両親のもと、ハンガリーで生まれたが、幼時のある日、ハンガリー動乱が勃発し、一家で北米に逃れた。ここで彼は医学を学びニューヨークで開業した。

　彼は音楽家の面倒を見ることも多く、メトロポリタン歌劇場のコンサルタントでもある。同歌劇場の来日引越公演で東京にやってきた時、多忙な彼に日本声楽発声学会の会員のために講義を頼んだこともある。オペラの公演中は、ニューヨークでも東京でも、昼夜間断なく電話で相談があり、そのストレスは大変な事と知った。

　ニューヨークで、私達翻訳者をメトロポリタン歌劇場の特別席に招待してくれたのも彼の実力である。監訳者の竹田数章は、ヤーン先生らが執筆したこの本（原題『Care of the Professional Voice』）の訳出を企画し、竹田の方針に賛同した訳者により本書は翻訳された。ヤーン先生は、歌唱を全人格的な行動と考える人である。東洋医学の知識も深く、日本の文化を愛し、鎌

倉の寺院にも詣でた。この書が、日本の読者の芸術活動に寄与することと確信する。

訳者　小林武夫

推薦図書

Aronson, AE., *Clinical Voice Disorders*, 3rd edn, Thieme Medical Publishing Inc, New York, 1990

Baken, R.J., *Clinical Measurement of Speech and Voice*, College Hill Publications, Little, Brown & Co., Boston, Toronto, San Diego, 1987

Barlow, W., *The Alexander Technique*, Arrow Books, London, 1975

Benninger, M.S., Jacobson, B.H., Johnson, A.F., *Vocal Arts Medicine*, Thieme Medical Publishing inc. New York, 1994

Bless, D.A., Abbs, J.H., *Vocal Fold Physiology: Contemporary Research and Clinical Issues*, College Hill Press, San Diego, 1983

Boone, D.R., McFarlane, S.C., *The Voice and Voice Therapy*, 4th edn, Prentice Hall, Englewood Cliffs, New Jersey, 1990

Brodnitz, P.S. *Vocal Rehabilitation*, American Academy of Ophthalmology and Otolaryngology, 1971

Brodnitz, F.S. *Keep Your Voice Healthy*, 2nd edn, College-Hill Press, Houston, Texas, 1998

Bunch, M. *Dynamics of the Singing Voice*, 2nd edn, Springer-Verlag, Vienna, New York, 1993

Dejonckere, P.H., Hirano, M., Sundberg, J., *Vibrato*, Singular Press, 1995

Evans, Andrew, *Secrets of Performance Confidence*, A & C Black, London, 2003

Feldenkrais, M, *Body and Mature Behaviour*, International University, New York, 1949

Greene, M.C.L., Mathieson, L., *The voice and its Disorders*, 6th edn, World Publishers, London, 2001

Hammar, R.A, *Singing — An Extension of Speech*, The Scarecrow Press Inc., Metuchen, NJ, London, 1978

Hirano, M. *Clinical Examination of the Voice*, Springer-Verlag, Vienna, New York, 1981

Hixon, T.J., *Respiratory Function in Speech and Song*, Taylor and Francis Ltd, London, 1987

Khambata, A.S., Anatomy and physiology of voice production: the phenomenal voice, in *Music and the Brain*, Critchley, S., Henson, R.A, eds, Heinemann Books, London, 1977

Laine, C., *You Can Sing If You Want To*, Victor Gollancz, London, 1997

Large, J., ed., *Contributions of Voice Research to Singing*, College Hill Press, Houston, Texas, 1980

Lawrence, Van L. *Transcripts of the Thirteenth Symposium Care of the Professional Voice*, The Voice Foundation, New York, 1984

Leverle, W.D. *Vocal Development through Organic Imagery*, 2nd edn, College Print Shop at SUNY Genesco, 1986

Mckinney, James C., *Diagnosis and Correction of Vocal Faults: A Manual for Teachers of Singing and for Choir Director*, 1st edn, Singular Publishing Group, San Diego, 1994

Miller, Richard, *On the Art of Singing*, Oxford University Press, New York, 1996

Miller, Richard, *The Structure of Singing: System and Art in Vocal Technique*, Schirmer Books, New York, 1986

Phillips, Kenneth H., *Teaching Kids to Sing*, Wadsworth Publishing, Belmont, CA, 1996

Prater, R.J., Swift, R.W., *Manual of Voice Therapy*, Little, Brown & Co., Boston, Toronto, 1984

Proctor, D.F., *Breathing, Speech and Song*, Springer-Verlag, Vienna, New York, 1980

Punt, N.A., *The Singer's and Actors Throat*, Heinemann Books, London, 1979

Reid, C.L., *A Dictionary of Vocal Terminology: an Analysis*, Joseph Patelson Music House, New York, 1983

Ristad, Eloise, *A Soprano on Her Head*, Real People Press, Moab, UT, 1982

Rodenburg, P., *The Right to Speak*, Methuen Drama, London, 1992

Sataloff, R.T., *Professional Voice: the Science and Art of Clinical Care*, 2nd edn, Singular Publishing Group, 1997

Sears, TA, Some neural and mechanical aspects of singing, in *Music and the Brain*, Critchley, M., Henson, R.A eds, Heinemann Books, London, 1977

Sundberg, J., *The Science of the Singing Voice*, Northern Illinois University Press, Dekalb, Illinois, 1987

Vennard,W., *Singing: the Mechanism and the Technique*, Carl Fischer, New York, 1967

Winsel, R., *The Anatomy of Voice. An Illustrated Manual of Vocal Training*, Hudson House Edition, New York, 1984

Titze, J.R., Scherer, R.C., *Vocal Fold Physiology: Biomechanics, Acoustics and Phonatory Control*, Denver Institute of Performing Arts, Denver, Colorado, 1983

用語解説

ア行

アダムのリンゴ…甲状軟骨の突出している部分をいう、喉ぼとけのこと。男性の方が目立つためこういわれる。

アリア…特にオペラの中に出てくる歌。

アルト…女声の低音域。コントラルト（contralto）とも呼ばれる。

アレルギー物質…アレルギー症状を引き起こす原因物質。

アンドロゲン…男性ホルモン物質。男性らしさ、男性の特徴を発現させるホルモン。

ヴィブラート…その音に活力、快活さと音楽的な豊かさを与えるために、ピッチを中心として上下に音程を振動させること。

オクターブ…周波数が2対1の比率にある2つのピッチの間隔をオクターブの関係という。

カ行

カウンターテナー…男性の声種のひとつ。女性のアルトの音域を男性が主にファルセットで歌う事。ほとんどのカウンターテナーがバリトンやテノールの音域も歌う事ができる。カウンターテナーはコントラルティーノまたはコントラテナーとも呼ばれる。

カストラート…男性で7、8歳時に去勢された歌手。そのため女声のアルトやソプラノの音域を維持することができたといわれる。

グリッサンド…最初の音と最後の音を含む間のすべての音を滑らせて発する演奏法。

コロラトゥーラ…通常最も高い女性の声を指す。音域はC6（3点ハ）より上を出し、コロラトゥーラ・ソプラノまたはソプラノ・レッジェーロと呼ばれる。声域の大部分を頭声で2オクターブ半歌うので、高音を自由にできる。一般的にコロラトゥーラとは、以下のことを意味する。①回音、素早い音階、トリルそして装飾音符。②これらの装飾音を歌うこと。③これらの装飾音を得意として歌う高いソプラノ。

サ行

ジター（jitter）…音の周波数（音の高さ、Hz）における揺らぎで、普通はリズミカルな波形の乱れである。

シマー（shimmer）…ゆらぎ。音の強さの変動。通常律動的。

シンガーズ・フォルマント（singer's formant）…歌手の共鳴周波数。ユニークな倍音で、およそ2.3と3.5kHzの間に周波数のピークがある。西洋のオペラやコンサートで歌われる声に含まれる。この音の現象は声の「鳴り響き」に関連する。そして合唱やオーケストラのような背景音の上に突き出て聴こえてくる声の能力に関連している。類似した現象は、特に俳優の話し方においてみられる。それはスピーカーズ・フォルマントとして知られている。

スタッカート…一つひとつの音符が短く、分離している。

ストロボスコープ…断続的に光るストロボ光源を利用した器械。ストップモーションのように、速く動く声帯を、ゆっくり動いているように、または止まっているように見せる時に用いられる。ストロボスコピーとはストロボスコープを用いた検査方法。

スピーカーズ・フォルマント…話し手の共鳴周波数。シンガーズ・フォルマント（歌手の共鳴周波数）参照。

ソプラノ…女声の最高音域。レッジェーロ、リリコ、スピント、ドラマティコ、コロラトゥーラなどの区分がある。

ソプラノ・アクート…ソプラノの中でも高音の声。

ディミヌエンド…次第に弱くすること。

テシトゥーラ（tessitura　イタリア語）…発声が最も容易で、最も美しく歌える音域部分。

タ行

テノール…最も高い男性の声種で少なくとも真ん中のド（中央ハ。C4）より1オクターブ上のド（C5）から1オクターブ下のド（C3）の2オクターブの音域を歌う。

ドラマティック・ソプラノ…ドラマティックで重厚なオペラの役に適した力強く、豊かな声のソプラノ。少なくともC6までの高音を歌う。

ドラマティック・テノール…バリトンの性質が示唆される厚い声のテノール。重厚な曲のドラマティックな役が適している。

トリル…2つの違う音の早い交替の演奏。1つの構音器官がもう一方の構音器官に対して行う急速な発音（例、歯茎に対し

て舌の先端を離したり触れたりしながら行う巻舌Rの発音など）。

トレモロ…歌の場合、不愉快な、極端に音域の広いヴィブラートをいう。この語は器楽曲の中で装飾音を指す言葉としても用いられる。

ハ行

バス・バリトン…男性の声の種類で、その理想的な音域は低いファ（F2）から真ん中のドの上のファ♯（F♯4）までである。

バス…最も低い男性の音域。バス・カンタンテ、道化的バスもしくは喜劇バス（バッソ・ブッフォ、コミック・バス）、バッソ・プロフンドもしくはディープ・バス、どちらも最も深いバスの声、などの名称もある。

パッサッジョ（イタリア語）…声区間の切り替わるところ。

バリトン…音域がテノールとバスの中間にある男性の声の種類。最も一般的な男性の声の音域で singer's formant の周波数はおよそ2600Hzである。

ファルセット…最も高い声の音域。

フォルマント…声道の響き。フォルマント周波数は声道の形によって調整されて、声の質の多くを決定する。倍音ともいわれる。

プリマドンナ…直訳すると"ファーストレディー"という意味で、一般的にオペラの中でソプラノの主役を歌う人を指す。

ベルカント…イタリア語で"美しい声"という意味。素晴らしい発声と澄み切った声色が特徴の様式。

ベルティング唱法…ポップス歌手の特に女性にとり入れられ、高い音域まで胸声を使って歌う唱法。

ホイッスル・レジスター…音域の中で最も

高い声区（音程において）。音の範囲は
F6 以上まで伸びる。

ボーカルフライ…一番低い声の音域。発声
可能な最も低い周波数の音域で歌うこ
と。

ポリープ…結合組織、血液、液体から成る
腫瘍。

マ・ヤ行

マーキング…注意を払う。疲労や怪我を避
けるため声を優しく使うこと（特にリハー
サル時）。

ミックス…①様々な歌の音響を適切なレベ
ルに釣り合うように音量を適切に調節す
ること。②パッサッジョ（中声区、ミド
ルボイス）のもうひとつの表現。

メゾソプラノ…ソプラノより低く、コント
ラルトより高い女性の声種。音域がおよ
そ F3 から B5。

メッツァ・ディ・ヴォーチェ…イタリアの
伝統的な歌に使われる伝統的な技法で継
続している音を長いクレッシェンドとディ
ミヌエンドで歌う。

ラ行

ラインケ腔…粘膜の表面にある層。声帯が
粘膜波動をしている間、この上に乗って
いる声帯上皮が自由に動けるように潤滑
性の組織でできた疎性のゆるい層。

リリック・ソプラノ…柔軟性のある軽い声
質だがコロラトゥーラ・ソプラノ程は高
音を歌わない。

リリック・テノール…軽い高音で柔軟性の
あるテノールの声。

レガート…滑らかにつながっていること。

ロンバート（Lombard）効果…伴奏音や
騒音などによるマスキング効果に負けな
いようにするため、声の強さを増すこと。

あ行

胃食道逆流症（逆流性食道炎）（GERD：
gastroesophageal reflux disease）…胃か
ら胃液が逆流して食道へ流入する。これ
らの胃液は喉頭または口腔のレベルに達
する事もあり、肺に吸い込まれる事もあ
る。

萎縮…生体組織の消費または損失によるサ
イズの縮小。

咽頭…口腔、鼻腔後方から喉頭、食道の間
にある筋肉と粘膜でできた通路。次の3
つの部分に分かれる。

• 鼻咽頭－軟口蓋より上の部分。
• 中咽頭－軟口蓋から喉頭蓋の上縁の
間の部分。
• 下咽頭－喉頭蓋の上縁より下にあり、
喉頭と食道に通じている部分。

嚥下障害…飲み込む行為が困難なこと。

横隔膜…大きな、胸郭の底にある肺と内蔵
を分けるドーム型の筋肉。横隔膜は吸気
の主要な筋肉であり歌っている間も働い
ていると思われる。

音の高さ…ピッチ。音波の周波数で決まる
音の性質。音階の中での音の位置。

音色…倍音の組み合わせ、倍音の数や性質、
倍音の相互作用などと関連した音の質。

音程…音階に関して表される2つの音の高
低の違い。

音量…音の量。音響の音圧や音の強さで測
られる。

か行

外側輪状披裂筋…内喉頭筋のひとつ。披裂
軟骨を前方に固定し、回転させることで、
声帯を内転する筋肉。

外転…中央から遠ざかること。

過緊張発声…過度に筋肉を緊張させて発声
すること。

仮声帯…喉頭の声帯よりわずかに高く、声帯と平行に位置する組織のヒダ、本当の声帯より上にある"仮の"声帯。

基音…音声スペクトルの最も低い部分音。基音の周波数を基本周波数といい、声の高さに相当する。

基本周波数（Fo）…周期的な波形で最も低い周波数。

気管内挿管…麻酔のため、空気を肺へ供給するため喉頭にチューブを挿入すること。

器質的発声障害…心因性、または機能的な音声障害とは相異なり、特定の解剖学的、あるいは生理的に原因が特定できる障害。

機能性音声障害…解剖学的、生理学的に器官に異常がない場合の音声機能の障害。

逆流性喉頭炎…食道上部と咽頭に胃液が上昇し喉頭に炎症が起きること。

共鳴器官…発声において、基本的には声門上の声道の諸器官、口腔、咽頭腔、鼻腔などを共鳴器官と呼ぶ。声帯ヒダの振動によって作られた音を受動的に拡大し、声の音色や、声を放射させたりする。

胸声…低めの倍音を伴った重い声区。輪状甲状筋（前筋）よりも甲状被裂筋（内筋）の活動が大きい。

緊張性発声障害…筋緊張型発声障害ともいう。過度の筋肉の緊張が特徴的で、通常、声帯を締め付ける発声となる。そのような声の乱用で生じる発声障害。

血腫…血液が血管外に流出して集まって凝固塊となり、結合組織に覆われたもの。

構音…唇、舌、顎、舌とその先端、喉頭蓋、咽頭側壁、喉頭のように可動する器官が、位置や形態を変えることにより声道を形作ること。

甲状軟骨…最も大きな喉頭の軟骨。後ろに開いていて、中央前面で接続される2枚

のプレート（甲状軟骨板）から成り立つ。男性においては喉ぼとけとして知られており、飛び出ている。

甲状披裂筋…対になっている内喉頭筋のひとつ。声帯の大部分を成す。胴体部は声帯の本体を構成する。

喉頭咽頭逆流症（LPR：laryngopharyngeal reflux）…日本では咽喉頭酸逆流症と言われることが多い。胃食道酸逆流症の一形態。胃液が喉頭と隣接組織に影響を及ぼす病気。胸焼けの兆候がない場合でさえ、一般に嗄声、頻繁な咳払い、肉芽腫や他の喉頭の問題を引き起こす。

喉頭蓋…嚥下の間、喉頭をすっかり覆う軟骨。

喉頭室…声帯と仮声帯の間にある粘膜に覆われた空間。

喉頭スコープ…喉頭を直接検査する際に用いる器具。

抗ヒスタミン剤…アレルギー反応を抑える薬。

声変わり…思春期の声（変異性のファルセットともいう）。

呼吸困難…呼吸が苦しいこと。時に空気飢餓感を引き起こす。

さ行

失声症…すべての声を失うこと。

周波数…音波など1秒間に周期的に繰り返される回数。Hz（ヘルツ）で表される。

充血…動脈血が血管腔に増加する現象。

重症筋無力症…神経筋接合部の病気で筋肉が疲労しやすい。

触診…手指で触って身体、またはその下の器官の状態を知る診察法。

心因性…精神、または感情や心の葛藤によって起こるもの。通常、明らかな身体的原因がないもの。

振戦…震え。意図的ではなく起き、通常リズミカルに調節された筋肉運動として震

219

えている。

振幅…音波など振動する波の振れ幅。dB（デシベル）で測られる。

声質…話や歌う際の声の音色。嗄声、粗ぞう性などの表現がある。

声帯…喉頭にある対の組織。声帯が振動して喉頭原音を作り出す。

声帯の弓状変化…声帯が楕円曲線状もしくは弓状に変化し、その結果発声時に声門閉鎖が不完全となること。

声帯溝症…一方か両方の声帯の正中縁、または声帯の上面に縦方向に溝ができる形態異常。

声帯筋…甲状披裂筋の胴体部。

声帯結節…声帯の表面で成長する良性腫瘤。通常対で、ほぼ対称にある。それらは通常、慢性的に両側の声帯を強く接触させることで生じる（声の乱用によって生じる）。

声道…喉頭、咽頭と口腔によって構成される共鳴器システム。

声門下…声門（声帯）の下方部分。

声門下圧…声帯の位置（声門）よりすぐ下の気道の圧力。

声門上…声門の上。

声門不全閉鎖…声帯間に小さな隙間ができること。

声門閉鎖音（あるいは coup de glotte、声門破裂音）…声門を閉じていると、声門下圧が上昇する。声門を急に解放すると空気または音が放出され、それを声門閉鎖音という。

絶対的ソプラノ（ソプラノ・アブソルート）…ソプラノのすべての役やタイプを歌える歌手。

舌骨…舌の筋肉が付いている馬蹄型の骨。また喉頭とその関連した構造物および喉頭の筋肉につながっている。

舌骨下筋群…舌骨の下に位置する胸骨舌骨筋、胸骨甲状筋、肩甲舌骨筋と甲状腺周辺の筋肉を含む筋肉群。

舌骨上筋群…上喉頭筋群ともいわれ、それらは舌と喉頭を上げて摂食運動、または嚥下を手伝う。この摂食・嚥下のプロセスと関連するということで、これらの筋肉は咽喉を開いた状態で発声を維持している間は働かない。

腺窩…しばしば扁桃腺で見受けられる穴状または管状の凹んだ部分。

前交連…喉頭の前面にある声帯の接合部。

喘息…気管支痙攣を伴う閉塞性（肺）の病気で空気を吐くのが困難な状態となる。

た・な行

中央 C…ピアノの鍵盤の真ん中にあるド（C4）。国際的なコンサートピッチでは周波数が261.6Hz。

転換点…声区が切り替わる音域。パッサッジョ、チェンジ、ブレークなどと表現される。

内喉頭筋…喉頭の一部分と喉頭内のもう一方につながり、声帯の外転、内転と長軸方向の緊張を調節する筋肉。

内視鏡検査…口腔などから器具を挿入して体の内部を視覚的に観察する検査。レンズ系のファイバースコープ、電子スコープなどがある。

内転…中央に近付けること。

二重声…2つの異なる高さの声が同時に鳴らされること。例として、1つの声帯がもう一方の声帯とかなり違う振動数で振動した時に生じる。

肉芽腫…膨隆した炎症病変。通常、粘膜に覆われている。喉頭においては声帯突起または被裂軟骨にできやすい。しばしば胃酸の逆流や、または筋緊張性発声が伴う。

粘液…粘液腺によって分泌される液体。

粘度…変形に対する抵抗と関連した液体の
　　特質。液体の濃さに関連している。

粘膜…気道の表面を覆っている膜。

粘膜下層…粘膜下の結合組織の層。

粘膜固有層…上皮の下の組織で浅層、中間
　　層とそれよりも深い深層の３層から成
　　る。

喉詰め声…少ない気流、強く左右の声帯を
　　内転させて合わせること、高い声門下圧
　　などで特徴付けられる発声。能率の悪い
　　発声で、しばしば声帯結節のような障害
　　を生じ、声の酷使となる。

喉のヒステリー球…ノドに肉の塊があるよ
　　うに感じること。

は行

肺活量…外界の空気を肺で交換することが
　　できる最大量。

白斑症…白斑。一般的に声帯を含む粘膜に
　　起こる。

発音…声を作り出すこと。通常、声帯の振
　　動から生成される。

発声困難…発音の部分的な失調。

発声痛…発声に伴う痛み。

鼻炎…感染、アレルギー、刺激などによる
　　鼻内の炎症。

鼻声…かなり鼻にかかった音の響き。

鼻道…主に鼻腔、上咽頭からなる共鳴、構
　　音器官の一部。声道の側管。

披裂筋…左右の披裂軟骨をつなぐ筋肉。内
　　喉頭筋のひとつ。

披裂軟骨…声帯がついている対のひしゃく
　　形の軟骨。

病変…医療において、器質的な異常を示す
　　用語。

浮腫…組織間に過剰に体液が集積すること
　　で、組織が膨らんでいる状態をいう。

閉経…月経のサイクルと月経の停止。生理
　　的に不妊となる。

扁桃腺（または口蓋扁桃とも）…口蓋の前
　　方と後方の間にあるリンパ組織の塊。

ま・や行

無力性嗄声…声の疲労、または衰弱によっ
　　て力の弱い嗄声となる。

予後…予測される病気の進行、または計画
　　されている治療や処置。

ら行

梨状窩…喉頭両側に、そして部分的に喉頭
　　の後ろに位置する咽頭の下端を構成して
　　いるくぼみ。

輪状甲状筋…主に声の高さ（ピッチ）をコ
　　ントロールする時に用いられる内喉頭筋
　　肉のひとつ（対になっている）。

輪状軟骨…甲状軟骨の下と後部に位置して
　　いる固い輪状の軟骨。

肋間筋…肋骨の間の筋肉。

欧文

EMG（electromyogram、筋電図計）…筋
　　肉の電気記録装置、筋肉の電気的活性を
　　記録する電磁気技術。

vocal cord（声帯）…vocal fold（声帯）の
　　昔の用語。

voce di petto（ヴォーチェ・ディ・ペット）
　　…イタリア語。胸声。

voce di testa（ヴォーチェ・ディ・テスタ）
　　…イタリア語で頭声。

voce piena…たっぷりした声

voce sgangherata…乱雑な声。白い声。
　　イタリア語で文字通り節度のないとか魅
　　力のないという意味。低い部分音での強
　　さを欠く。

プロフィール

著 者

ガーフィールド・デイヴィス (D. Garfield Davies)

英国外科医学士。英国王立外科医師会特別会員、王立音楽アカデミー名誉会員、ミドルセックスならびにユニヴァーシティ・カレッジ病院耳鼻咽喉科名誉最上級専門医、英国王立音楽院、トリニティ音楽カレッジ、ロイヤル・シェイクスピア・カンパニー、ロイヤル・ナショナル・シアター、イングリッシュ・ナショナル・オペラ、ロイヤル・オペラ・ハウスなどの顧問ヴォイス・ドクター。

アンソニー・ヤーン (Anthony F. Jahn)

医学博士。米国外科医師会特別会員、王立外科医師会特別会員（カナダ）、コロンビア大学医学部大学院耳鼻咽喉科学教授、ミラー研究所舞台芸術医学部門耳鼻咽喉科学部長、ウエストミンスター・クワイアーカレッジ音声教育学特任教授、ラトガーズ大学神経科学特任教授。メトロポリタン歌劇場医療部門主任医師。

アナト・ケイダー (Anat Keidar) ※13章のみ執筆

言語聴覚士・博士。ボックス音声研究所頭頸部外科グループ部長、ニュージャージーボイスセンター・音声コンサルタント。

訳 者

竹田数章 (たけだ かずあき)

日本医科大学医学部・同大学院卒業、医学博士。中学校より文化庁の能楽養成会に入り、笛方の研修を行う。能管を森田流笛方、寺井政数、中谷明各氏に師事。謡曲を観世流シテ方、角寛次朗、武田宗和、関根祥六、関根祥人の各氏に師事。医学部入学後、芸能や発声と医学の接点領域に興味を持つ。音声医学を米山文明氏の米山耳鼻咽喉科にて研修。また同氏と呼吸や発声について共同研究を行う。呼吸法指導者であるマリア・

ヘッラー女史が開発した Atem-Tonus-Ton 呼吸法（呼吸—身体の使い方—声、という呼吸法）について同女史から指導を受ける。現在、仙川耳鼻咽喉科院長、桐朋学園大学音楽学部・洗足学園音楽大学臨床音声学非常勤講師、日本耳鼻咽喉科学会専門医、日本声楽発声学会理事。

小林武夫 (こばやし　たけお)

東京大学医学部卒業、ニューヨーク大学留学。東京大学耳鼻咽喉科助教授、JR 東京綜合病院部長、東京藝術大学音楽学部講師、国立リハビリテーションセンター講師、聖徳大学音楽学部講師などを経て現在、帝京大学客員教授。Sir Charles Bell Society 会員、アメリカ喉頭科学会外国人会員。『痙攣性発声障害』(時空出版)、『顔面神経障害』(Client 21 世紀耳鼻咽喉科／中山書店)、『図解耳鼻咽喉科検査法』(金原出版)、『Hearing Impairment』(共著／Springer)、C. ダレーヌ『外科学の歴史』(訳／白水社) 他、著書・訳書多数。

西浦美佐子 (にしうら　みさこ)

川崎医科大学卒業。臨床音声学を米山文明氏に師事。現在、沖縄県立芸術大学音声生理学非常勤講師、日本声楽発声学会理事、西浦耳鼻咽喉科（都城市）勤務。

西浦佐知子 (にしうら　さちこ)

佐賀医科大学卒業。精神科医、医学博士。

河原香織 (かわはら　かおり)

幼少期をイギリスで過ごす。桐朋学園音楽大学声楽科主席卒業。大学在学時より竹田数章による「音の生理学」の授業を受講。現在、声楽家として音楽を続けながら外国人向け高級賃貸物件の不動産会社に勤務。

池間陽子 (いけま　ようこ)

琉球大学医学部卒業、横浜市立大学大学院修了。医学博士。音声言語医学を廣瀬 肇氏に師事。日本耳鼻咽喉科学会認定専門医、日本アロマセラピー学会認定医、日本医師会認定産業医、トマティス聴覚発声コンサルタント。国立横須賀病院、横浜栄共済病院等で耳鼻咽喉科医長を務め、ホリスティック医学分野へも活動の場を拡げている。現在、磯子耳鼻咽喉科クリニック非常勤勤務。

ヴォイス・ケア・ブック〜声を使うすべての人のために

2017 年 10 月 31 日　第 1 刷発行
2018 年 10 月 31 日　第 2 刷発行

著　者：ガーフィールド・デイヴィス、アンソニー・ヤーン
訳　者：竹田数章（監訳）、小林 武夫、西浦美佐子、
　　　　西浦佐知子、河原香織、池間陽子

発行者：堀 内 久 美 雄
発行所：株式会社 音 楽 之 友 社
〒 162-8716　東京都新宿区神楽坂 6-30
電話 03-3235-2111（代）
振替 00170-4-196250
http://www.ongakunotomo.co.jp/

デザイン・DTP・印刷：藤原印刷
表紙イラスト：大神るか
製　本：ブロケード

ISBN978-4-276-14264-0 Cl073

落丁本・乱丁本はお取替えいたします。
本書の全部または一部のコピー、スキャン、デジタル化等の無断複製は
著作権法上での例外を除き禁じられています。また、購入者以外の代行
業者等、第三者による本書のスキャンやデジタル化は、たとえ個人や家
庭内での利用であっても著作権法上認められておりません。

Printed in Japan
Japanese translation ©2017 by Kazuaki Takeda, Takeo Kobayashi, Misako Nishiura,
Sachiko Nishiura, Kaori Kawahara, Yoko Ikema

声にかかわる病気の写真と動画

※QRコードの読み取りは、スマートフォンやiPhoneにアプリをインストールしてご利用ください。ご利用が難しい場合やパソコンでご覧になる場合は、各URLをブラウザに入力してご覧ください。

【写真1】　正常の喉頭　Normal larynx

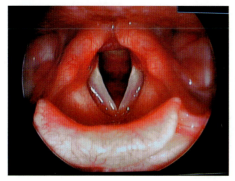

https://youtu.be/wIn4w2yqlXA
（正常男性声帯）

https://youtu.be/cwDy-Hb6VI0
（正常男性声帯）

https://youtu.be/edJ98Ag9LrM
（正常女性声帯）

https://youtu.be/wT9eOS_uuL8
（正常女性声帯）

【写真2】 声帯萎縮　Vocal fold atrophy

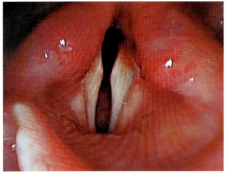

https://youtu.be/gMCPY8sD18g

【写真3】 急性喉頭炎　Acute laringitis

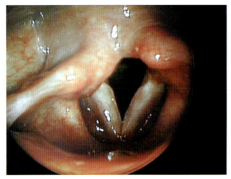

https://youtu.be/fZMruDpMadw

【写真4】 慢性喉頭炎　Chronic laryngitis

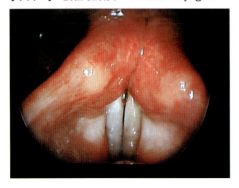

【写真5】 声帯結節　Vocal nodules

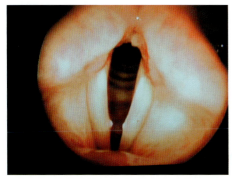

https://youtu.be/98aDg7XIUNI

【写真6】 声帯出血　Acute vocal haemorrhage

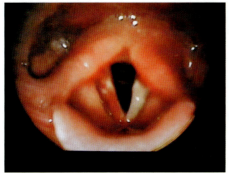

https://youtu.be/XH9D1jK6WTY

【写真7】 喉頭ポリープ　Vocal fold polyp

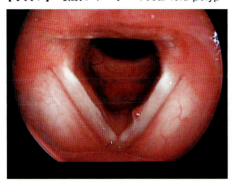

https://youtu.be/6lCUWw4P51M

【写真8】 ポリープ様声帯　Diffuse polyps

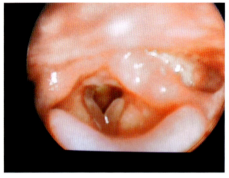

https://youtu.be/2xMW5ifLKq0

【写真9】 喉頭麻痺　Recurrent nerve paralysis

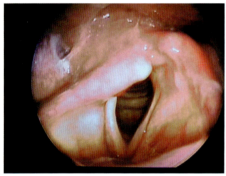

https://youtu.be/MW0e2H4aqzU

【写真10】 肉芽腫　Granuloma

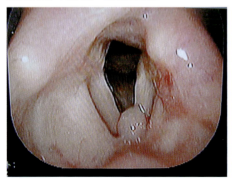

https://youtu.be/KVg_hpXqWl0